PAU

STATION CLIMATIQUE

—✕—

Climatologie - Climatothérapie
Hygiène

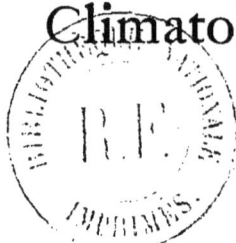

PAR

Le Docteur L. GOUDARD

(DE PAU)

MEMBRE DE LA COMMISSION MÉTÉOROLOGIQUE DES BASSES-PYRÉNÉES

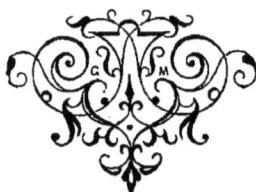

PAU

IMPRIMERIE-STÉRÉOTYPIE GARET, RUE DES CORDELIERS, 11

J. EMPÉRAUGER, IMPRIMEUR

—

1912

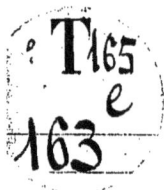

PAU

STATION CLIMATIQUE

✤ ✤ ✤

LISTE DES MÉDECINS EXERÇANT A PAU

Drs ANDRAL, 4, rue Henri IV.

ANTHONY *(Voies urinaires)*, 15, rue d'Orléans.

ARIS, 19, rue Latapie.

BARTHÉ, Directeur du Bureau Municipal d'Hygiène, 23, rue d'Orléans.

BORDENAVE, 24, rue Nouvelle-Halle.

BOY, 27, rue de la Préfecture.

BROWN, 4, rue d'Orléans.

BUISSON *(Électricité, Rayons X)*, 11, place Gramont.

CAMI-DEBAT, 16, rue Alexander-Taylor.

CAPDEVIELLE *(Oculiste)*, 5, rue Nouvelle-Halle.

CROUZET, Directeur du Sanatorium de Trespoey.

DASSIEU, 6, rue Serviez.

DENOIX, 23, rue de la Préfecture.

DIRIART, 37, rue Bayard.

DUCOSTÉ, Médecin-Adjoint de l'Asile St-Luc, avenue de Tarbes.

DUTHU, 26, cours Bosquet.

FAYON, 1, rue du XIV Juillet.

FERRÉ, 25, rue du Lycée.

GAYE, 14, rue d'Étigny.

GIRMA, 8, rue Alexander-Taylor.

GOUDARD, 5, rue Porteneuve.

LABORDE, 17, rue Serviez.

LACOSTE, 22, rue Nouvelle-Halle.

LAPALLE (JOSEPH), 7, cours Bosquet.

LAPALLE (PIERRE) *(Nez, Larynx, Oreilles)*, 22, rue Serviez.

LARRAILLET, 56, rue Gassies.

LASSALLETTE, 22, rue Bernadotte.

LISLE *(Oculiste)*, 8, place Nouvelle-Halle.

MABIT, Médecin-Directeur Maison de Santé " Le Hameau ", route de Morlaàs.

MARQUE *(Électricité, Rayons X)*, 7, rue O'Quin.

MARSOO, 26, rue Serviez.

MEUNIER (HENRI), 31, rue Bayard.

MEUNIER (VALERY), 6, rue Adoue.

MONESTIER, Médecin-Directeur de l'Asile St-Luc, avenue de Tarbes.

MONOD, 2, place Duplàa.

PARAZOLS *(Oculiste)*, 8, rue Serviez.

PÉDARRÉ, 10, rue Alexander-Taylor.

PELLIZZA-DUBOUÉ, 10, rue Gachet.

POUECH, 12, rue Montpensier.

RIGOULET, 31, rue du Lycée.

ROBERT, 33, rue du XIV Juillet.

ROZIER *(Nez, Larynx, Oreilles)*, 7, rue Alexander-Taylor.

SOUS *(Oculiste)*, 5, place de la Halle.

TISSIÉ *(Gymnastique médicale et Massage)*, 14, rue Marca.

TURETTES (LÉON) *(Chirurgien-Orthopédiste)*, 70, rue Gassies.

VERDENAL, 38, avenue Thiers.

VIDAUD DE POMERAIT, 10, rue d'Espalungue.

PAU

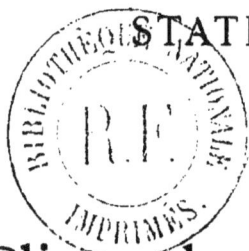

STATION CLIMATIQUE

— ⚔ —

Climatologie - Climatothérapie
Hygiène

PAR

LE DOCTEUR L. GOUDARD

(DE PAU)

MEMBRE DE LA COMMISSION MÉTÉOROLOGIQUE DES BASSES-PYRÉNÉES

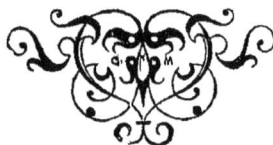

PAU

IMPRIMERIE-STÉRÉOTYPIE GARET, RUE DES CORDELIERS, 11

J. EMPÉRAUGER, IMPRIMEUR

—

1912

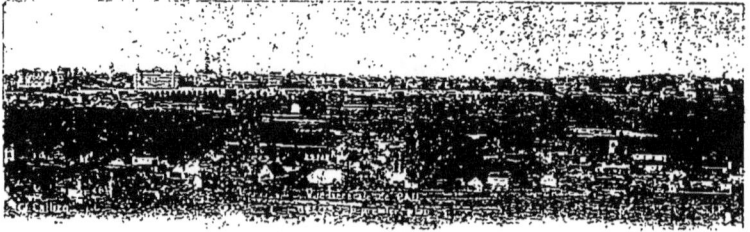

PAU
STATION CLIMATIQUE

PREMIÈRE PARTIE
CLIMATOLOGIE

CHAPITRE PREMIER
Historique.

La connaissance exacte d'un climat repose non seulement sur l'étude attentive, méthodique et impartiale d'un ou de plusieurs auteurs contemporains, mais encore sur les observations recueillies et transmises par leurs devanciers. C'est pour cela qu'il nous semble utile de faire précéder d'un historique, aussi succinct que possible d'ailleurs, les données que nous nous proposons d'exposer sur la climatologie paloise. Aussi bien est-ce le seul moyen de faire porter notre étude sur une longue suite d'années et d'avoir, pour juger une question qui nous touche de si près, le recul du temps, indispensable à une vue d'ensemble sérieuse et scientifique.

Pau n'a pas échappé à cette loi générale qui veut que la France ait toujours besoin de l'étranger pour découvrir ses beautés propres. Ses habitants ignoreraient peut-être encore la splendeur grandiose de la vue des Pyrénées si les touristes anglais n'étaient venus la leur révéler.

C'est également un médecin anglais qui a le premier découvert la valeur thérapeutique de notre climat.

Entre 1816 et 1825, avec les premiers hôtes de Pau, arrive le Dr PLAYFAIR, qui recueille des observations médicales, mais ne les publie pas.

L'éminent climatologiste anglais, sir JAMES CLARK, s'en inspire et publie dans un travail considérable un chapitre sur le climat de Pau, qui contribue largement à augmenter la clientèle anglaise de cette station.

C'est surtout dix ans plus tard que le Dr ALEXANDER TAYLOR crée la renommée de Pau en Angleterre par la publication d'un livre intitulé : *De l'influence curative du climat de Pau.* Ce livre, qui a été traduit en Français par PATRICK O'QUIN, contient des appréciations extrêmement justes que le temps n'a pas démenties.

Le Dr LOUIS, dans son livre intitulé : *Recherches anatomiques, pathologiques et thérapeutiques sur la phtisie,* est le premier médecin français qui ait parlé de Pau. Dix ans plus tard il amène son fils à Pau et, bien qu'il ait la douleur de le voir succomber au terrible mal, il écrit à TAYLOR une lettre dans laquelle nous trouvons des données aussi exactes qu'utiles sur la climatologie paloise.

Citons ensuite les travaux des Drs ROUSSEL en 1847, DEFFIS en 1848, BRICHETEAU en 1851, FRANCIS en 1853 et AMÉDÉE LATOUR en 1856.

GUÉNEAU DE MUSSY, en 1860, conseille le climat de Pau aux « sujets nerveux, excitables, qui réagissent avec une extrême vivacité, à qui un climat très chaud ou un air très vif seraient nuisibles et qui ont besoin d'un climat tempéré, d'un air doux, tranquille, plutôt mou que sec, sans être décidément humide ».

Nous devons citer ensuite les opinions, également favorables à Pau, de BONNET DE MALHERBE et CHAMPOUILLON, de SCORESBY-JACKSON, de GIGOT-SUARD, de DE VALCOURT en 1865.

L'opinion des médecins allemands nous est donnée par un opuscule très consciencieux et tout à fait favorable à Pau du Dr SCHAER (de Brême). En Allemagne encore, BURKHARDT,. NIEMEYER, ROHDEN (d'Eberfeld), HERMANN REIMER (de Berlin), ULLESPERGER et SIGMUND (de Vienne) signalent et conseillent cette ville.

En 1870, le Dr WALSHE, en Angleterre, conseille Pau aux phtisiques irritables à toux sèche.

La même année, le Dr CARRIÈRE consacre à cette station une monographie très élogieuse.

HIRTZ la place en tête de toutes nos villes sanitaires hivernales.

Dans ses *Études générales et pratiques sur la Phtisie,* PIDOUX range Pau parmi les stations les plus remarquables du Sud-Ouest pour les phtisiques irritables.

En 1872, le Dr THÉODORE WILLIAMS publie sur Pau une critique que le Dr CAZENAVE DE LA ROCHE réfute vigoureusement.

En 1876, le Dr GARREAU (de Laval) publie le *Journal humoristique d'un médecin phtisique,* où le climat de Pau, étudié avec impartialité, est vanté avec enthousiasme sous le rapport de ses effets thérapeutiques.

ROTH et LEBERT, dans des ouvrages d'importance différente, parlent avantageusement du climat de Pau.

LOMBART, en 1880, indique l'influence du climat de Pau sur la phtisie au point de vue de la diminution de la toux, des hémoptysies, de l'éréthisme et de la fièvre.

FERRAND étudie les périodes et les formes de la tuberculose auxquelles convient le climat de Pau.

CULLIMORE conseille ce climat aux phtisiques au début, excitables et nerveux.

Le professeur JACCOUD fait figurer Pau dans le groupe des stations favorables au traitement de la phtisie commune.

DUJARDIN-BEAUMETZ accorde à Pau une haute valeur comme station hivernale pour les formes lentes de la phtisie.

.. GERMAIN SÉE compare Pau à Rome et à Pise, lui accordant sur ces deux villes une supériorité incontestable due à la pureté de l'air.

Dans le Dictionnaire Dechambre, ROTUREAU conseille Pau aux malades torpides et nerveux. Dans le même ouvrage, à l'article : *Phtisie Pulmonaire,* GRANCHER et HUTINEL placent Pau avec Pise, Rome et Montreux parmi les plus recommandables des stations qui conviennent aux phtisiques.

Dans le traité de la phtisie pulmonaire de HÉRARD, CORNIL et HANOT, les auteurs vantent la remarquable tranquillité de l'atmosphère à Pau et conseillent cette station aux tuberculeux éréthiques.

Nous citerons encore l'intéressante étude du Dr LABAT, qui considère le climat de Pau comme le climat sédatif par excellence.

Comme travaux récents, nous devons signaler le chapitre « PAU » de *L'Index Médical des Stations Thermales et Climatiques de France,* publié par le Syndicat général des Médecins des Stations Balnéaires et Sanitaires de France, et l'article aussi exact qu'impartial consacré à Pau, par LALESQUE, dans le volume : *Crénothérapie, Climatothérapie, Thalassothérapie,* de la Bibliothèque de Thérapeutique de GILBERT et CARNOT.

Les qualités du climat de Pau ont fait l'objet de communications et d'intéressantes discussions dans divers Congrès récents, notamment aux Congrès Français de Climatologie et

d'Hygiène urbaine d'Arcachon-Pau (1905) et de Biarritz (1908)
et aux Congrès Internationaux d'Hydrologie, de Climatologie,
de Géologie et de Thérapie par les agents physiques qui ont
eu lieu à Grenoble en 1902 et à Venise en 1905.

Les travaux des médecins de Pau et de la région qui se sont
occupés de climatologie locale, tiennent naturellement une
grande place dans l'étude du climat de Pau.

Le Dʳ LAHILLONNE publie, en 1867, une importante notice.
Un peu après lui, le Dʳ DUBOUÉ étudie la météorologie paloise
au point de vue des maladies des voies respiratoires; deux ans
plus tard, il complète cette étude dans une nouvelle notice
médicale sur le climat de Pau. Sous le titre : *Esquisse de climatologie médicale sur Pau et ses environs,* il publie, en 1880,
un mémoire qui a servi de base à tous les travaux postérieurs
sur le climat de Pau.

Entre temps, le Dʳ CAZENAVE DE LA ROCHE, en 1876 et en
1879, s'occupe de l'action sédative de ce climat.

Il nous faut citer ensuite les remarquables pages du docteur
DE MUSGRAVE-CLAY, publiées dans le volume sur *Pau et les
Basses-Pyrénées,* que la Municipalité paloise a offert, en 1892,
à l'Association française pour l'avancement des sciences, et
le très important chapitre consacré à notre station dans le
bel ouvrage du Dʳ LAVIELLE (de Dax) sur *les stations hivernales
françaises.*

Le Dʳ DUHOURCAU a également publié divers travaux fort
appréciés, tant au point de vue de la bibliographie qu'au
point de vue de la climatologie paloise.

Un météorologiste distingué, doublé d'un savant aussi
modeste qu'érudit, ALBERT PICHE, a fait de nombreuses recherches climatologiques sur Pau et a pris d'intéressantes et origi-
nales observations. Sous le titre « *Climatognosie de Pau* », il a
fait, au Congrès international d'Hydrologie et de Climatologie
de Biarritz en 1886, une communication dans laquelle il a

tracé de main de maître, avec autant de netteté que de concision, les caractères essentiels du climat palois. La même année, il a publié une petite plaquette intitulée *Le Climat de Pau,* dans laquelle se retrouvent les mêmes qualités d'exactitude et d'impartialité.

Le Dr Crouzet, dans son sanatorium de Trespoey, a installé un observatoire météorologique qui lui a donné de beaux graphiques thermométriques, barométriques et hygrométriques. Il a bien voulu nous permettre de relever les précieuses observations qu'il a ainsi pu recueillir du mois de Janvier 1898 au mois de Décembre 1906. On les trouvera plus loin.

En 1900, le Dr Henri Meunier a installé dans les Jardins de l'Hôpital de Pau un observatoire modèle où sont quotidiennement relevés, à l'aide d'appareils contrôlés et enregistreurs, tous les faits intéressant la météorologie paloise. Les observations ainsi recueillies ont été publiées depuis dix ans soit dans le *Bulletin hebdomadaire de statistique,* soit dans le *Bulletin Municipal Officiel,* soit, depuis Janvier 1907, dans le *Bulletin mensuel de l'Observatoire de l'Hôpital,* qui forme déjà, avec ses moyennes décennales et ses beaux graphiques, un monument important de l'histoire climatologique de notre station.

Enfin, nous avons nous-même publié, en 1899, dans la *Gazette des Hôpitaux,* un article sur les Stations Hivernales françaises du Sud-Ouest, et, depuis, divers travaux sur le climat de Pau, parmi lesquels nous citerons une Conférence faite au Congrès du Syndicat Médical des stations pyrénéennes en 1901, un mémoire, *Le Climat de Pau* (Études — Indications) en 1902, un rapport sur *Les Indications et les contre-indications du Climat de Pau,* présenté au deuxième Congrès français de Climatothérapie et d'Hygiène urbaine tenu à Arcachon et à Pau en 1905.

CHAPITRE II

Topographie — Géologie.
Influences extérieures agissant sur le Climat.

Sans entrer dans une description de la ville de Pau, qui ne serait pas ici à sa place, nous rappellerons en quelques mots sa topographie générale, nous verrons ensuite brièvement la composition de son sol' et, plus longuement, les influences extérieures qui peuvent modifier son climat et lui donner son caractère propre.

Pau est située sur un plateau élevé de 207 mètres au-dessus du niveau de la mer, plateau qui domine de 30 à 35 mètres la vallée du Gave qui coule à ses pieds. Cette ville est à 43° 17′ de latitude Nord et à 2° 43′ de longitude occidentale.

Elle est placée environ au centre de figure d'un trapèze irrégulier offrant dans la disposition générale de son relief un plan à double pente (MENDEZ). L'une de ces pentes, très raide, dirigée du Sud au Nord, part de la hauteur moyenne des Pyrénées (2.000 à 2.500 mètres) pour aboutir, à 100 kilomètres seulement, sur la frontière des Landes à l'altitude minime d'à peu près 40 mètres.

L'autre pente, orientée de l'Est à l'Ouest, part du plateau de Lannemezan à l'altitude de 800 à 1.000 mètres pour se réduire à zéro sur la côte, de la barre de l'Adour à Hendaye, à une distance d'environ 200 kilomètres.

Nous verrons comment cette disposition générale met la ville de Pau à l'abri des vents violents. D'ailleurs, cette station est entourée complètement d'une ceinture protectrice constituée à l'Est, au Sud et au Nord par les coteaux qui l'entourent, à l'Ouest par la belle et longue promenade du Parc qui ferme son horizon par un magnifique rideau d'arbres élevés et serrés, de plus d'un kilomètre de long.

Au Midi, le plateau sur lequel est bâtie la ville se termine brusquement, présentant un front de trois kilomètres de longueur qui va de l'extrémité du Parc National, à l'Ouest, à l'extrémité du Parc Beaumont, à l'Est. Toute cette longue crête est parcourue, comme nous le décrirons plus loin, par une suite ininterrompue de promenades, de boulevards et de terrasses qui se succèdent et se déroulent devant le merveilleux panorama formé par la vallée du Gave, les coteaux de Jurançon et de Gelos et, au loin, la splendide chaîne des Pyrénées.

Au point de vue géologique, la ville de Pau est assise sur un sol remarquablement absorbant. Ce sol comprend d'abord une couche de terre végétale dont l'épaisseur peut atteindre $1^m 50$. Au-dessous se trouve un dépôt d'argile dont la hauteur va en diminuant sur les pentes au point de s'atténuer presque complètement. Les constructions de maisons et les diverses fouilles ou travaux pratiqués dans le sol ont produit de très nombreuses solutions de continuité dans cette couche d'argile qui permet, grâce à ces nombreux orifices, la pénétration facile de l'eau dans la couche sous-jacente.

Cette couche sous-jacente est essentiellement poreuse, elle est formée de cailloux et de sable fin n'offrant aucune adhérence ; elle est par conséquent extrêmement perméable. C'est à la base de ce dépôt, au-dessous de la couche tout à fait profonde du sol, formée de poudingue de Palassou, que circule la vaste nappe des eaux du sous-sol.

D'ailleurs le sol est drainé merveilleusement par la topographie même de la ville qui est traversée dans toute sa longueur, de l'Est à l'Ouest, par le ravin au fond duquel coule le petit ruisseau du Hédas, au Nord par une dépression qui aboutit au ravin de Laherrère, au Sud par la pente qui s'incline brusquement vers le Gave et l'Ousse.

Parmi les influences extérieures qui agissent sur le climat de Pau, il faut considérer d'abord le voisinage des montagnes qui contribue à protéger la ville contre les vents. Les vents du Sud se rafraîchissent sur leurs glaciers ; mais, si les premières chutes de neige de l'automne et du printemps sur leurs premiers plans amènent quelquefois par rayonnement un sensible refroidissement de la température, toujours de très courte durée, la présence des neiges permanentes sur les hauts sommets n'a aucune influence sur le climat hivernal.

Le voisinage du Gave n'agit guère sur le climat. La ville est beaucoup trop élevée au-dessus du niveau de ce torrent pour ne pas être complètement à l'abri de la très légère buée qui s'en dégage le matin et le soir.

Autrement importante est l'influence du voisinage de l'Atlantique qui conserve pendant l'hiver une quantité considérable de la chaleur acquise en été et qui contribue à entretenir l'état hygrométrique de Pau et, par suite, la sédation de son air et la splendeur de sa végétation.

Le Gulf Stream répand sur l'Océan non loin de nos côtes, en une seule journée, une quantité de chaleur qui, pour l'Américain MAURY, suffirait à élever du point de congélation à la chaleur d'été la température de la masse d'air atmosphérique qui couvre la France et la Grande-Bretagne.

Enfin, on peut également compter parmi les causes extérieures agissant sur le climat l'absence de forts courants aériens, mais c'est plutôt là une de ses qualités intrinsèques que nous étudierons plus loin lorsque nous examinerons les conditions atmosphériques qui le caractérisent.

CHAPITRE III

Étude du Climat de Pau.

L'étude proprement dite du climat de Pau n'est pas beaucoup plus aisée que celle de tous les climats en général. Il est difficile de faire entrer ce climat dans telle ou telle catégorie, si tant est que l'on puisse faire des catégories en climatologie.

Cependant, nous pouvons dire avec PICHE que « les étrangers et les médecins qui ont observé le climat de Pau, même sans instruments, en ont bien reconnu les caractères spéciaux ».

Les moyens d'investigation qui nous sont fournis par les divers appareils enregistreurs de l'installation de l'Observatoire de l'Hôpital nous ont donné, depuis quelques années, des renseignements vraiment précis et scientifiques qui ont permis de contrôler l'exactitude des données établies antérieurement par les divers observateurs.

Disons tout de suite que si les étrangers qui viennent à Pau avec l'idée d'y trouver un printemps perpétuel sont parfois déçus par la réalité, c'est qu'ils ne recherchent dans notre climat que leur agrément et cèdent à d'autres préoccupations que celles de leur santé ou du rétablissement de leurs malades.

Ainsi que l'a constaté si impartialement et si justement ALBERT PICHE, notre climat n'est « qu'assez beau, mais il est bon ». Nous verrons par la suite que ses qualités sont souvent la conséquence directe de ce qu'à première vue un juge superficiel pourrait prendre pour des défauts. Le savant météorologiste que nous venons de nommer en a résumé les caractères avec une netteté et une précision devant lesquelles

s'inclinent tous les observateurs sincères, dans une apprécia-
tion que nous sommes heureux de reproduire ici :

« Calme habituel de l'atmosphère.

» Vents violents rares et non nuisibles.

» Température ordinairement agréable, présentant quelques
variations brusques, mais dont il est facile de se garantir.

» Pluies un peu trop fréquentes, mais plus salutaires aux malades
que les temps secs prolongés.

» Absence presque complète d'humidité libre dans l'atmosphère. »

Ces cinq propositions constituent un véritable sommaire
des qualités du climat de Pau ; nous allons en étudier succes-
sivement les différents points.

Calme de l'Atmosphère — Absence de Vents.

De tous les caractères du climat de Pau, le plus saillant
peut-être, le plus remarquable à coup sûr, est le calme de
l'atmosphère. Les vents sont si rares, de si courte durée et
si peu accentués, qu'il est souvent difficile d'indiquer le point
d'où ils soufflent et que l'impression laissée par eux est qu'ils
n'existent pour ainsi dire pas.

« Ce qui frappe le plus en arrivant à Pau, après la magnificence
» du paysage, écrivait LOUIS à TAYLOR en 1854, c'est le calme de
» l'atmosphère, calme si complet du 25 Octobre au 31 Décembre
» de l'année dernière, que j'ai bien vu pendant cet espace de temps
» les feuilles des arbres osciller, mais jamais leurs branches, à
» deux ou trois jours près ; en sorte que pendant les six premières
» semaines de mon séjour dans la capitale du Béarn, j'étais dans
» un étonnement perpétuel, n'ayant jamais rien vu ni lu de sem-
» blable si ce n'est dans votre ouvrage que je croyais, je l'avoue,
» un peu empreint d'exagération sur ce point. Si depuis le milieu
» de Décembre l'atmosphère de Pau n'a pas été aussi parfaitement
» calme, le vent y a toujours été rare et, si je ne puis affirmer,
» d'après mon expérience personnelle, qu'il en soit toujours ainsi
» pendant la mauvaise saison, il m'est impossible, après avoir

» consulté les tableaux météorologiques dressés à Pau et recueilli
» le témoignage des personnes les plus dignes de confiance, de
» croire que, sous le rapport du vent, l'hiver qui finit diffère beau -
» coup des autres hivers. »

Cette constatation du Dr LOUIS est reprise par presque tous les climatologistes qui en font l'un des caractères principaux de la climatologie paloise.

« La conformation topographique des environs de Pau, écrit
» le Dr TAYLOR, met presque entièrement la ville à l'abri du
» vent. »

A quoi tient cette absence de vent ?

Pour les uns, elle est due purement et simplement au voisinage des montagnes ; pour les autres, à la proximité de l'Océan ; pour d'autres, aux collines qui entourent la ville ; pour d'autres, enfin, à l'antagonisme : d'une part, des vents du Sud, arrêtés en partie par les montagnes, et des vents du Nord auxquels les landes n'opposent qu'un faible obstacle ; d'autre part, des vents d'Ouest venant de la mer et des vents d'Est provenant des terres. Cette lutte entre les vents se produirait très haut au-dessus de la ville, ce qui expliquerait à la fois et l'accalmie qui forme un des caractères principaux de la climatologie paloise et la ventilation admirable de la ville de Pau.

Beaucoup plus rationnelle et infiniment plus séduisante est l'explication donnée par un savant palois, ÉLISÉE MENDEZ.

Cet auteur croit que le frottement opposé par la résistance du sol à la tranche d'air qui est en contact avec lui diminue sa vitesse à la manière d'un frein ; la zone ralentie devient une cause d'enrayage pour la région immédiatement supérieure, mais l'influence exercée est moindre. Cette action retardatrice agit de proche en proche dans la masse entière du courant, de plus en plus faiblement avec l'altitude.

L'action retardatrice du sol est plus ou moins forte suivant que les obstacles qu'il présente se relèvent plus ou moins normalement contre la direction du vent.

Le vent est d'autant plus ralenti qu'il a un talus plus raide à gravir. Des routes obliques plus faciles peuvent se présenter ; il les suit et change de direction. Le front de ce courant enrayé ou arrêté dans sa marche, devient lui-même un obstacle pour la tranche qui le suit immédiatement ; celle-ci réagit à son tour sur celle qui vient après, et ainsi de suite.

Au contraire, un vent trouvant au-dessous de lui un plan incliné sur l'horizon se comporte comme un cours d'eau, y compris ses rapides et ses cataractes. De même qu'à la montée d'un talus, le vent peut suivre ici des routes obliques, les lignes de plus grande inclinaison, qui sont celles des résistances minima.

Le vent Nord-Ouest a la pente la plus raide, il suit à peu près une ligne allant de Bayonne au Pic du Midi de Bigorre ; aussi est-il peu ressenti.

Le vent d'Ouest, moins énergique d'ailleurs par lui-même, est ralenti par son ascension de Saint-Jean-de-Luz à Lannemezan. Pourtant, lorsqu'il souffle en tempête, il a quelquefois de l'allure, mais il n'est jamais bien redoutable.

Le vent du Sud-Ouest est peu ralenti par la faible pente qui va de Hendaye au Nord-Est du département ; aussi est-ce à lui que l'on doit de voir quelquefois des cheminées décoiffées et de rares ardoises détachées des toits ; là d'ailleurs s'arrêtent ses dégâts.

Le vent du Nord doit franchir les vallées de la France occidentale, disposées à peu près transversalement de l'Est à l'Ouest ; il s'use sur la brosse formée par les saillies qu'il rencontre et l'énorme relief des Pyrénées lui barre la route. Nous ignorons ici les vents du Nord accélérés par la descente vers la mer qui constituent le mistral des autres régions méridionales.

2.

Bien que dévalant des Pyrénées, le vent du Sud, le siroco, a une vitesse très modérée. Il n'a pas le temps de prendre son élan, car Pau est trop près des montagnes qui forment écran et dont les aspérités arrêtent son impulsion.

Ces deux vents sont tout à fait exceptionnels. ·

Quant aux vents d'Est, ils ne sont perçus le plus souvent qu'à l'état de faibles brises soufflant, de préférence, l'été vers 8 à 10 heures du soir, rafraîchissant alors les soirées et les nuits.

Ainsi que le constate le Dr Henri Meunier dans sa notice sur *la pression barométrique, le régime des vents et la densité de l'air à Pau,* ce n'est que depuis l'installation de l'Observatoire de l'Hôpital, il y a une dizaine d'années, que l'étude du régime des vents à Pau a pu être poursuivie par des observations journalières faites avec la girouette et l'anénomètre enregistreur de parcours, et complétées par l'inspection de la direction des nuages pour les vents supérieurs. Ces observations instrumentales, ajoute notre distingué confrère, ont confirmé, en les précisant dans les détails, les opinions émises par un certain nombre d'observateurs non pourvus des appareils appropriés, mais attentifs et consciencieux, à savoir que les caractéristiques du régime des vents dans notre région sont :

1° La faiblesse remarquable du vent régnant ;

2° La fréquence du « calme » et cela pendant plusieurs jours ;

3° L'existence de bourrasques vives, mais courtes, ne durant le plus souvent que quelques heures ; quelquefois un jour, rarement se prolongeant deux jours, toujours annoncées et faciles à prévoir à cause d'une brusque dépression barométrique. La fréquence de ces bourrasques est, du reste, faible puisqu'en sept années d'observations il n'en a été relevé que 21 pour les mois de Décembre, Janvier, Février, Mars et Avril, c'est-à-dire environ 3 par hiver.

C'est après avoir pris connaissance du travail du Dr Henri Meunier, dont nous venons de reproduire les conclusions au point de vue de l'anémologie du climat de Pau, que les frères Wright d'abord, MM. Blériot et Fletscher ensuite choisirent Pau pour y installer pendant l'hiver leurs Écoles d'Aviation. Ces initiatives furent couronnées du succès le plus complet. Aviateurs et élèves vinrent en foule se grouper autour des maîtres et, grâce au calme de l'atmosphère, Pau, avec ses trois Aérodromes, son École Militaire d'aviation et son beau Dirigeable n'a pas tardé à devenir pendant l'hiver le véritable centre mondial de la locomotion aérienne, au moment où la mauvaise saison oblige partout ailleurs les hommes-oiseaux à replier leurs ailes ou à attendre, pendant de longues périodes d'inaction forcée, de rares et incertaines accalmies.

Au point de vue climatothérapique qui nous intéresse plus spécialement ici, nous pouvons dire que c'est certainement à l'absence de vent que le climat de Pau doit d'être essentiellement sédatif. En effet, dit Taylor : « la machine humaine semble, en santé comme en maladie, partager le calme qui règne dans la nature ». Et de Valcourt ajoute : « Le résultat du calme de l'atmosphère est très important ; il explique la salutaire influence que le climat de Pau exerce sur certains malades. »

_____

Température.

Bien que la température de Pau en hiver soit un peu inférieure à celle des stations de la Méditerranée, elle est généralement douce et agréable, qu'elle soit réchauffée par les rayons brillants d'un soleil printanier ou qu'elle soit attiédie par l'état hygrométrique de l'air. Le froid est toujours rare et de courte durée. Il gèle exceptionnellement le jour, plus fréquemment la nuit. Le froid, d'ailleurs, est relativement peu senti, même pendant les hivers rigoureux, à cause de l'absence d'agitation de l'atmosphère. Comme le fait remarquer le comte HENRI RUSSELL, il est toujours facile à endurer et n'est jamais ni cru ni mordant.

« Ici, dit le Dr LOUIS, se présente naturellement cette
» remarque vulgaire que le même degré du thermomètre n'est
» pas toujours accompagné, bien s'en faut, du même senti-
» ment de chaleur ou de froid ; que dans une même journée,
» dans un même lieu, par une même température, on peut
» avoir alternativement froid et chaud, suivant qu'il y a du
» vent, ou qu'il n'y en a pas. D'où la possibilité d'avoir froid
» à Rome et chaud à Pau par le même degré du thermo-
» mètre. »

On a fait observer avec raison que le corps humain ne se comporte pas comme un thermomètre ; il faut tenir compte avec lui de l'évaporation par la surface de la peau, qui l'a fait comparer par M. PICHE à un alcarazas, et de la déperdition de chaleur animale. Or, il est constant que, dans notre ville, grâce à l'absence de vent, l'évaporation à la surface de la peau est moindre qu'à Biarritz, par exemple, où la température est peut-être un peu plus élevée. Un vase rempli d'un liquide dans lequel plonge un thermomètre et entouré d'un linge mouillé puis suspendu à l'air, accuserait un abaissement plus grand du thermomètre à Biarritz qu'à Pau, même si la tempé-rature, au moment de l'expérience, était plus élevée dans la première station.

Les variations de température sont parfois assez marquées d'un jour à l'autre, mais elles sont peu accentuées dans la même journée et, grâce à l'absence d'agitation de l'atmo-sphère, elles sont peu sensibles. Elles sont très faibles pendant la journée médicale. D'ailleurs, s'il peut paraître dangereux d'exposer aux froids rigoureux des glaciers, le soir ou pendant la nuit, les malades qui, dans les sanatoriums de haute alti-tude, ont subi pendant les belles journées de l'hiver la chaleur brûlante du soleil, il n'y a guère d'inconvénient à ce que, une fois le malade rentré dans son appartement, il y ait à l'extérieur quelques degrés de moins que pendant la journée. L'essentiel est qu'il n'ait pas eu à subir le brusque refroidissement du coucher du soleil si dangereux sur le littoral Méditerranéen, et qu'il puisse réaliser sans danger son aération nocturne.

Le Dr VERDENAL, qui a étudié les variations de température à Pau, a donné un moyen simple et pratique d'établir ce qu'il appelle « le coefficient de variabilité de la température ». Nous croyons utile de donner ici le principe de sa méthode :

« En construisant les courbes des températures que l'on a obser-
» vées pendant un certain temps, écrit cet auteur, on obtient des
» lignes plus ou moins accidentées, car ces températures n'ont pas
» toujours été les mêmes ; tel est le fait habituel. Mais, théorique-
» ment, je puis envisager l'hypothèse d'une température cons-
» tante ; dans ce cas, la courbe correspondante serait une droite
» parallèle à la ligne horizontale des abscisses, et elle aurait la
» même longueur qu'elle, cette longueur étant fonction du temps
» pendant lequel auraient été faites les constatations. En réalité, la
» température n'est jamais constante, elle est plus ou moins varia-
» ble, et, les ordonnées s'éloignant plus ou moins de la ligne des
» abscisses, la courbe résultante se trouve être plus ou moins acci-
» dentée. Cette ligne brisée est plus longue que la ligne droite des
» températures constantes ; sa longueur, qui est déterminée par les
» écarts des ordonnées successives, les unes par rapport aux autres,
» est bien évidemment proportionnelle à ces écarts eux-mêmes et
» par conséquent à la variabilité de la température dont ils sont
» l'expression. Ainsi, en comparant ces deux lignes entre elles, on
» comparera du même coup les deux séries thermiques qu'elles
» représentent. Si on prend pour unité la ligne des températures
» constantes, avec 1 pour coefficient, on obtiendra le coefficient de
» variabilité cherché en calculant le rapport entre la longueur de la
» courbe correspondante et celle qui a été adoptée pour unité. Pra-
» tiquement, le procédé que je propose se réduit à : 1° la mensura-
» tion de la courbe des températures ; 2° la division de la longueur
» ainsi obtenue par celle de la ligne correspondante des abscisses.
» Le quotient sera le coefficient demandé. »

Par ce procédé, le Dr VERDENAL a pu établir aisément le faible coefficient de variabilité de la température à Pau pendant la journée médicale.

Nous devons noter ici, quitte à y revenir après avoir parlé de la pluie et de l'humidité, que l'absence d'humidité libre contribue à amoindrir les écarts de la température. Enfin, nous pouvons signaler cette règle posée par TAYLOR et que les nombreuses années écoulées depuis lui n'ont fait que confirmer, que lorsque le temps est plus rigoureux à Pau que d'ordinaire, on apprend bientôt par la voie des journaux qu'ailleurs, et même sous des latitudes plus méridionales que celle de Pau, les froids ont été plus intenses et plus longs. Mais, tandis que cela est invariablement vrai, il ne faut pas croire que toutes les fois que le temps est mauvais dans d'autres lieux un dérangement correspondant se fasse sentir à Pau.

En somme, l'hiver à Pau, toujours très court, est toujours relativement doux.

TEMPÉRATURE MOYENNE HIVERNALE. — C'est surtout la température moyenne hivernale qui doit nous intéresser au point de vue de la climatologie paloise.

La température moyenne pendant l'hiver (Décembre, Janvier, Février) oscille, suivant les auteurs, pendant la journée médicale entre 7° 21 (OTTLEY), 8° 03 (HENRI MEUNIER) et 8° 4 (GOUDARD, observations du Sanatorium du Dr CROUZET).

Si nous envisageons non plus seulement les trois mois les plus rigoureux de l'année mais l'ensemble de la saison d'hiver, d'Octobre à Mai, la moyenne de la température est d'environ 10°, si l'on considère les températures des 24 heures, et de 12°, si l'on ne s'occupe que de la journée médicale.

On se fera d'ailleurs une idée plus exacte des températures observées à Pau si l'on veut bien consulter les tableaux que nous publions ci-après.

Iᵉʳ TABLEAU

Températures moyennes diurnes d'après le Dʳ OTTLEY

Déduites des Observations de 9 heures du matin et de 2 heures du soir pendant les neuf mois de la Saison d'Hiver.

ANNÉES	OCTOBRE	NOVEMBRE	DÉCEMBRE	JANVIER	FÉVRIER	MARS	AVRIL	MAI	JUIN
1854............	15°6	9°2	6°9	8°2	6°3	12°7	16°6	16°0	17°8
1855............	14 6	8 7	5 7	3 8	9 7	10 2	14 5	15 0	19 1
1856............	16 2	8 6	7 4	8 7	9 1	12 4	14 7	15 1	21 2
1857............	15 7	11 9	6 8	4 9	7 5	11 1	12 4	16 8	21 3
1858............	16 0	10 3	8 2	3 2	9 5	11 1	16 9	16 7	23 9
1859............	17 5	10 7	5 6	5 3	8 6	11 8	16 2	15 8	20 5
1860......... ...	15 4	10 7	8 4	9 2	3 6	9 1	11 3	19 0	19 4
1861............	18 5	10 5	8 3	6 1	9 1	11 4	15 7	18 0	21 7
1862............	?	8 9	7 3	7 8	8 7	13 6	17 3	18 6	20 1
1863............	15 5	?	?	7 6	7 7	10 1	15 8	16 2	19 8
Maximum.........	18°5	11°9	8°4	9°2	9°7	13°6	17°3	19°0	23°9
Minimum.........	14 6	8 6	5 6	3 2	3 6	9 1	11 3	15 0	17 8
Moyenne de 10 ans.	16 11	9 94	7 18	6 48	7 98	11 35	15 14	16 72	20 48

Le premier tableau est le relevé des moyennes thermométriques diurnes déduites des températures de 9 heures du matin et de 2 heures du soir pendant les neuf mois de la saison d'hiver (d'Octobre à Juin) ; ce tableau a été publié par PICHE d'après les observations du Dʳ OTTLEY portant sur dix années (1854 à 1863).

Le second tableau a été dressé par nous d'après les observations du thermomètre enregistreur du sanatorium de Trespoey que son aimable directeur, le Dʳ CROUZET, a bien voulu mettre à notre disposition. Ce tableau indique les températures moyennes de la journée médicale (maxima, minima et températures de midi) relevées pendant 9 années, de Juin 1898 à Décembre 1906.

IIᵐᵉ TABLEAU

Moyennes des maxima, des minima et des températures de midi relevées d'après les observations du Thermomètre enregistreur du Sanatorium Trespoey.

ANNÉES	OCTOBRE			NOVEMBRE			DÉCEMBRE			JANVIER			FÉVRIER			MARS			AVRIL			MAI		
	Maxima.	Minima.	Midi.	Maxima.	Minima.	Midi.	Maxima.	Minima.	Midi.	Maxima.	Minima.	Midi.	Maxima.	Minima.	Midi.	Maxima.	Minima.	Midi.	Maxima.	Minima.	Midi.	Maxima.	Minima.	Midi.
1897 — 1898.	»	»	»	»	»	»	»	»	»	9°56	3°17	7°29	11°74	7°9	10°20	11°51	7°12	9°37	17°03	13°39	15°36	18°28	13°34	15°7
1898 — 1899.	19°51	15°54	17°6	14°62	10°21	13°17	11°99	9°15	10°52	12 26	7 05	10 65	16 96	11 42	15 15	15 74	10 55	12 7	17 05	12 62	15 74	21 39	17 40	19 5
1899 — 1900.	24 31	18 60	21 6	16 28	11 29	14 37	10 94	5 09	9 46	10 13	6 06	8 6	13 01	7 83	11 1	10 05	6 39	8 78	17 21	12 63	14 92	18 53	13 64	17 14
1900 — 1901.	19 65	15 35	17 77	12 96	9 07	11 34	12 14	5 44	9 4	10 49	4 78	8 55	5 39	1 67	4 02	12 43	7 76	8 98	19 03	14 20	16 0	19 03	14 31	17 44
1901 — 1902.	16 64	13 33	15 62	11 94	6 84	10 66	9 98	5 22	8 20	10 16	4 80	9 02	12 28	7 23	10 33	14 64	10 67	12 77	17 49	13 33	14 84	17 05	12 53	14 93
1902 — 1903.	17 66	13 27	16 32	13 96	9 19	12 59	10 06	6 16	8 74	11 61	5 96	9 15	15 80	8 40	13 55	15 87	11 81	14 40	15 15	9 67	12 37	18 54	13 25	16 47
1903 — 1904.	17 23	14 68	16 24	13 98	9 74	12 42	9 9	5	8 02	9 26	5 56	8 5	11 44	7 19	10 62	12 04	8 72	10 96	16 39	12 76	15 32	»	»	»
1904 — 1905.	22 53	17 46	21 03	15 39	10 26	14 39	10 74	4 4	8 54	9 33	4 47	7 65	8 78	4 45	5 73	15 94	10 05	13 44	18 45	12 70	15 54	18 2	13 7	16 3
1905 — 1906.	16 65	13 3	15 7	12 1	7 6	10 7	10 4	5 5	9 3	11 2	6 4	9 0	7 9	4 3	6 5	13 4	7 8	10 6	15 1	11 0	13 4	21 5	15 3	19 1
1906 — 1907.	18 9	14 2	17 0	14 3	10 0	13 0	»	»	»	»	»	»	»	»	»	»	»	»	»	»	»	»	»	»
Maximum........	24°31	18°60	21°6	14°62	11°29	14°39	12°14	9°15	10°52	12°26	7°05	10°65	16°96	11°42	15°15	15°94	11°81	14°40	19°03	14°29	16°0	21°39	17°40	19°5
Minimum........	16 64	13 27	15 62	11 94	6 84	10 66	9 9	4 4	8 20	9 26	3 47	7 29	5 30	1 67	4 02	10 05	6 39	8 78	15 15	9 67	12 37	17 05	12 53	14 93
Moyenne de l'ensemble..	19 23	15 09	17 65	13 94	9 34	12 54	10 76	5 74	9 42	10 44	5 33	8 77	11 57	6 72	9 8	13 51	9 0	11 22	16 76	12 46	14 93	19 40	14 10	17 10

Les maxima et minima portent sur la journée médicale allant de 10 heures du matin à 4 heures du soir.

Il est à remarquer que la température de midi n'est pas la plus chaude de la journée, mais représente bien une moyenne.

IIIᵐᵉ TABLEAU

Moyennes thermòmétriques mensuelles obtenues en prenant les moyennes des températures des 24 heures.

AUTEURS	DURÉE DES OBSERVATIONS	JANVIER	FÉVRIER	MARS	AVRIL	MAI	JUIN	JUILLET	AOUT	SEPTEMBRE	OCTOBRE	NOVEMBRE	DÉCEMBRE	MOYENNE ANNUELLE	OBSERVATIONS
Dr Ottley	10 ans : 1854-1863.	4.99	6°34	8°97	12°10	13°67	17°8	19°43	19°64	17°34	13°81	8°14	6°10	12°3	Moyennes des maxima, des minima et des températures à 9 heures du matin.
Weill..........	— 1890-1899.	5 3	6 1	10 1	12 3	15 3	18 3	21 3	21 3	18 33	13 8	9 0	6 8	13 1	Moyennes des maxima et des minima.
Dr Henri Meunier.	— 1901-1911.	5 7	6 3	9 4	11 8	15 1	18 2	20 6	20 6	18 19	13 96	9 61	7 1	13 07	Moyennes des températures mensuelles.
Moyennes des trois Observateurs...		5°33	6°21	9°49	12°19	14°69	18°1	20°44	20°44	17°93	13°52	8°91	6°66	12°82	Moyennes des températures des 24 heures.

IVᵐᵉ TABLEAU

Moyennes thermométriques de la journée médicale.

AUTEURS	DURÉE DES OBSERVATIONS	OCTOBRE	NOVEMBRE	DÉCEMBRE	JANVIER	FÉVRIER	MARS	AVRIL	MAI	OBSERVATIONS
Dr Ottley......................	10 ans : 1854-1863.	16°11	9°94	7°18	6°48	7°98	11°35	15°14	16°72	Moyennes des températures de 9 heures du matin et de 2 heures du soir (limitation défectueuse de la journée médicale).
Dr Goudard (Observations du Sanatorium de Trespoey),...............	9 ans : 1898-1906.	17 1	11 6	8 2	7 9	9 1	11 2	14 6	16 6	Moyennes des températures maxima et minima de la journée médicale (de 10 heures du matin à 4 heures de l'après-midi).
Dr Henri Meunier (Observatoire Météorologique de l'Hôpital)	6 ans : 1906-1911.	17 54	12 54	9 16	6 53	7 73	11 56	14 1	18 35	Moyennes des températures de la journée médicale, prises à 10 heures du matin, à midi et à 4 heures de l'après-midi.
Moyenne des deux derniers observateurs (journée médicale vraie).......		17°32	12°07	8°68	7°21	8°31	11°38	14°35	17°47	Journée médicale allant de 10 h. du matin à 4 h. de l'après-midi.

Nous considérons la journée médicale comme allant de
10 heures du matin à 4 heures du soir, intervalle le plus
favorable à la sortie des malades. Nous avons ainsi des
moyennes sensiblement supérieures à celles des auteurs qui
considèrent, à tort selon nous, la journée médicale comme
allant de 9 heures du matin à 3 heures de l'après-midi.

Nous avons emprunté à notre distingué confrère, le
Dr HENRI MEUNIER, les moyennes des températures observées
par lui pendant ces dix dernières années à son observatoire
météorologique annexé au laboratoire de l'Hôpital. Les observations de M. HENRI MEUNIER sont prises au centre de la ville,
sous un abri Renou, à double toiture et à doubles volets
latéraux, analogue à celui qui existe à l'Observatoire de
Montsouris, dans les meilleures conditions de sécurité et de
sincérité au point de vue de l'exposition et de la disposition
des appareils.

Enfin, nous avons relevé, dans le *Bulletin hebdomadaire*
publié par le Bureau d'hygiène, les moyennes thermométriques
dues aux observations de l'opticien WEILL pendant dix années
(de 1890 à 1899), observations prises, d'ailleurs, dans des
conditions défavorables dues à une très mauvaise exposition.

En rapprochant ces diverses données des moyennes thermométriques mensuelles, déduites par OTTLEY, des moyennes des maxima et des minima et des moyennes à 9 heures
du matin, de 1854 à 1863, nous avons pu dresser successive-
ment les tableaux comparatifs, d'après les divers auteurs,
des moyennes thermométriques mensuelles (3me tableau)
et des moyennes thermométriques de la journée médicale
(4me tableau).

Le printemps est, en général, moins dangereux à Pau
qu'ailleurs bien que les pluies soient assez fréquentes ;
la température vernale moyenne portant sur les mois de
Mars, Avril et Mai est de 12 à 13°.

Pendant l'été il y a des séries de jours extrêmement accablants et des orages fréquents, mais les soirées sont fraîches et agréables ; la température estivale moyenne (Juin, Juillet et Août) est de 19 à 20°.

L'automne est une belle saison pour Pau ; la température moyenne est de 13 à 14° environ pendant les mois de Septembre, Octobre et Novembre. La végétation persiste très longtemps et en général la température reste encore extrêmement douce, alors que de tous côtés on annonce l'hiver et le froid.

Pluies — État hygrométrique.
Absence d'humidité libre et de brouillards.

Il est incontestable qu'il tombe à Pau une assez grande quantité d'eau ; la hauteur moyenne de la pluie en millimètres oscille entre 1.158 et 1.186, suivant les auteurs, mais le nombre des jours de pluie n'est pas, en réalité, aussi élevé qu'on pourrait le croire au premier abord ; il varie, d'après les divers observateurs, entre 140 et 163 par an. En totalisant les résultats des observations fournies par le pluviomètre enregistreur de l'Observatoire de l'Hôpital et publiées par HENRI MEUNIER dans le *Bulletin de l'Observatoire,* on trouve une moyenne décennale de 699 millimètres comme hauteur de la pluie, et de 76 comme nombre de jours de pluie, pour les six mois les plus mauvais de l'année, de Décembre à Mai.

Le même auteur a établi à l'aide du pluvioscope que la pluie, ainsi que cela avait été constaté par les divers auteurs et par nous-même, est le plus souvent nocturne ; il a pu déterminer les maxima qui ont lieu de 1 heure à 7 heures du matin et de 4 heures à 10 heures du soir, et les accalmies, qui se produisent de préférence le jour, et particulièrement durant la journée médicale, pendant laquelle la pluie est relativement rare.

La pluie n'a jamais une action défavorable sur le climat ;

elle contribue même à lui donner ses propriétés sédatives en entretenant un état hygrométrique également éloigné des extrêmes (moyenne à midi : 56), en maintenant, à côté de la stabilité thermique, la stabilité hygrométrique si indispensable aux malades, ainsi que l'a si heureusement démontré LALESQUE. Elle n'est presque jamais froide ; loin d'être nuisible aux malades, elle provoque chez eux un sentiment de bien-être et contribue à leur amélioration.

Peu après la fin de la pluie, la terre se sèche rapidement sous la double action de la chaleur solaire et de l'absorption par le sol.

Il est du reste bien rare que la pluie empêche les malades de sortir pendant toute la journée. Comme le constate DUBOUÉ, la plupart des malades, surtout s'ils n'ont pas dépassé la période congestive, peuvent sortir impunément par tous les temps sans en être sérieusement incommodés, et le même auteur ajoute :

« L'influence que ces pluies prolongées exercent sur les affections
» pulmonaires est loin d'être celle que l'on pourrait supposer *à*
» *priori*. Loin d'exciter la toux, ce temps pluvieux semble produire
» une détente salutaire et amène une sorte de sédation dont beau-
» coup de malades paraissent étonnés. A quoi tient cette particula-
» rité ? Je l'ignore. Toujours est-il que le fait existe et se trouve
» journellement confirmé par l'observation. »

LAHILLONNE, après avoir constaté l'amélioration produite chez certains malades par la pluie, ajoute :

« Une période pluvieuse avec pressions élevées, sans secousses
» notables de la pression, avec température soutenue et à oscilla-
» tions régulières, exerce une action plus favorable sur les tuber-
» culeux en s'opposant au développement du catarrhe, qu'une
» période sèche à températures variables dans la journée et fort
» belle en apparence. »

Un des caractères les plus remarquables du climat de Pau est la rapidité avec laquelle le sol redevient sec aussitôt que la pluie a cessé. Jamais on ne constate à Pau, comme dans d'autres villes, que les pavés restent longtemps glissants et humides après de longues périodes de pluies ; presque jamais non plus ce phénomène ne se produit après la chute du jour dans les journées sèches, comme cela a lieu à Paris notamment, presque continuellement pendant tout l'hiver. Il est à noter que ce rapide assèchement du sol est dû exclusivement à la disposition du terrain et nullement au vent qui existe rarement.

Cette absence de vent a encore pour conséquences que les pluies sont moins pénétrantes et moins froides et que leur évaporation n'abaisse pas notablement la température.

L'eau ne pouvant pas séjourner à la surface du sol, il en résulte que l'air ne peut que très rarement se saturer d'humidité, même par les pluies fortes et prolongées, et le docteur LAVIELLE (de Dax), a pu écrire que Pau est, de tout le Sud-Ouest, la région où il y a le moins d'humidité libre dans l'air. Nous dirons même, avec TAYLOR, que le climat de Pau présente une « absence complète d'humidité libre communicable ».

Comme effet tangible de l'absence d'humidité libre dans l'atmosphère de Pau, nous devons constater avec LAVIELLE « qu'on n'a jamais dans cette ville, même lorsqu'il pleut beaucoup, la sensation d'humidité froide, si malsaine pour les organismes affaiblis » et, avec TAYLOR, « que jamais l'atmosphère à Pau ne communique au corps la sensation d'humidité glacée, que jamais l'humidité n'annonce sa présence en faisant éprouver au corps une sensation déterminée ».

Jamais les maisons non habitées, les rampes d'escaliers, les tapisseries, ne deviennent humides, et on ne trouve pas de traces de moisissures sur les murs, même après des pluies abondantes et prolongées. Enfin, le frottement des allumettes y rend toujours le phosphore incandescent, ce qui est loin d'arriver toujours dans les pays humides (DUBOUÉ). Un linge mouillé mis à sécher dans un endroit couvert et abrité sèche bien et complètement, même par les temps de pluie.

L'humidité atmosphérique reste donc toujours éloignée de

son point de saturation, elle contribue à procurer la sédation qui est une des propriétés les plus remarquables du climat de Pau (Dʳ BARTHÉ).

Cette absence d'humidité libre dans l'atmosphère, constatée par tous les auteurs, combinée avec la présence d'une certaine humidité latente, convient admirablement aux malades, qui ne trouvent ici, ni l'air trop sec qui provoque la toux, ni l'air trop humide des pays où ils ont pour la plupart contracté leurs maladies.

Les brouillards sont extrêmement rares à Pau ; tous les auteurs sont unanimes à le constater, et il suffit d'habiter le pays quelque temps pour s'en convaincre. Il n'y a rien d'étonnant à cela, puisque le sol, perméable comme nous l'avons vu, absorbe toute l'eau qu'il reçoit. « Il n'y a pas d'amas d'eau stagnante que l'évaporation doive rendre à l'atmosphère. » Constatons en passant, avec LAVIELLE, l'importance de ce fait, puisque le brouillard est le plus sûr agent de transport des germes morbides.

Phénomènes accidentels.

Si les vents sont exceptionnels à Pau, les bourrasques y sont encore plus rares. HENRI MEUNIER, en comptant même les plus légères, n'en trouve, nous l'avons vu, qu'une moyenne de trois par hiver.

Quant à la neige, il en tombe peu à Pau, elle fond vite sans laisser d'humidité persistante. Pour DUHOURCAU, la neige tombe de sept à huit fois par an, surtout en Décembre et en Février ; elle est très rare avant Décembre ou après Mars. Cette conclusion est basée sur les observations des demoiselles YORKE, qui portent sur une période de trente années. Pendant ces dernières saisons, la proportion des jours où la neige s'est montrée a notablement diminué ; elle ne s'élève pas à plus de trois ou quatre jours par an, en comptant même les quelques flocons épars qui constituent souvent la seule manifestation de ce phénomène.

La moyenne des jours de grêle, d'après les demoiselles YORKE, serait de 5,8 par an ; ce chiffre nous paraît, au moins pour les dernières années, très exagéré.

———

Luminosité — Nébulosité.

Le soleil, à Pau, lorsqu'il brille, donne une luminosité éclatante et réchauffe rapidement l'atmosphère des journées les plus froides ; d'où la nécessité de certaines précautions sur lesquelles nous aurons à revenir, et que le malade doit prendre, soit quand le soleil disparaît, soit quand il passe d'une rue ensoleillée dans une rue à l'ombre. Pour LAVIELLE, la lumière solaire est plus intense à Pau que dans toutes les autres parties du Sud-Ouest, et cet auteur croit qu'on en trouverait peut-être la cause dans la moindre abondance de la vapeur d'eau à l'état libre.

Il n'est pas rare de voir le ciel bleu pendant toute la durée des mois de Janvier et de Février, mais souvent les jours éclatants et radieux sont entremêlés de jours plus ou moins couverts. DUBOUÉ, dans une série d'observations portant sur une année entière, accuse un total de 212 journées plus ou moins ensoleillées. HENRI MEUNIER, sur quatre années d'observation, trouve une moyenne de 281 journées ensoleillées, en comptant comme telles seulement les journées ayant de une à quinze heures de soleil.

Notons que si les montagnes protègent la ville contre les vents, elles sont beaucoup trop éloignées pour arrêter en quoi que ce soit les rayons du soleil.

Cependant, en hiver, le ciel de Pau est fréquemment couvert et la nébulosité est assez marquée. Ce fait a sur le climat une influence des plus heureuses que les malades savent bien apprécier. Il constitue un excellent régulateur de la température, en s'opposant au rayonnement du sol et en diminuant, par conséquent, le refroidissement brutal du coucher du soleil et l'écart thermique entre le jour et la nuit.

L'action bienfaisante du climat de Pau sur les malades n'est pas, en effet, proportionnée à la luminosité, et nous dirons volontiers, avec DUBOUÉ, qu'un temps sombre, couvert de nuages, convient infiniment mieux à nos phtisiques qu'un soleil éclatant, et que les splendides séries de beaux jours, qui font l'admiration des étrangers, ne sont favorables qu'à la condition d'être entremêlées de journées et de temps couverts.

Je ne redoute rien tant, quant à moi, pour mes tuberculeux, que le beau froid sec qui égaye leur moral, mais ne vaut pas pour leur traitement un ciel couvert ou même pluvieux.

Pression barométrique — Ozone — Pureté de l'air.

La pression barométrique est assez élevée à Pau et les variations barométriques y sont très sensibles. On observe des anomalies dans le baromètre qui monte souvent à l'approche du temps humide et baisse lorsqu'arrive le temps sec (TAYLOR).

Les observations d'HENRI MEUNIER, portant sur huit années, établissent comme moyenne barométrique, à midi, $744^{mm}7$ pour les cinq mois d'hiver ; pour l'année entière, les pressions barométriques à midi varient, dans les années 1903 à 1906, de 744^{mm} (1904) à $745^{mm}3$ (1906). L'altitude de Pau étant de 207 mètres, la pression barométrique théorique devrait être de 742^{mm} à zéro.

Nous devons enfin signaler la présence d'ozone en quantité assez notable dans l'air de Pau et la pureté de cet air que ne souillent ni les poussières soulevées par le vent, qui est rare, ni les brouillards, qui sont à peu près nuls.

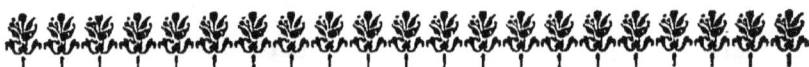

DEUXIÈME PARTIE

CLIMATOTHÉRAPIE

In morbis longis solum vertere conducit.
HIPPOCRATE.

———◦———

CHAPITRE IV

Effets physiologiques du Climat de Pau.

Le mode d'action d'un climat sur l'organisme n'est guère plus facile à déterminer, si l'on veut tenir compte de chacune des propriétés du climat, qu'il n'est aisé de définir la part qui revient à chacun des composés chimiques d'une eau minérale dans la somme des effets thérapeutiques qu'elle produit.

Comme le fait remarquer DE MUSGRAVE-CLAY, un climat, en tant qu'agent physiologique, n'est fait ni de sa température, ni de son altitude, ni de sa pression barométrique, ni de son anémologie, ni d'aucune de ses particularités, mais bien de tous ces éléments combinés et mis en valeur d'une manière que nous ignorons encore. En résumé, suivant l'heureuse expression de DUBOUÉ, le climat est indécomposable : il n'a qu'un seul réactif, le réactif humain.

Les effets de notre climat sur l'homme bien portant ne sont pas tout à fait les mêmes suivant qu'il s'agit de l'habitant de Pau ou de l'étranger :

« Le Béarnais, remarque très justement DE MUSGRAVE-CLAY, est
» lent, légèrement flegmatique et passablement indolent, sans

3.

» être paresseux ; il ne hait pas de travailler, mais il lui en coûte
» de se mettre au travail ; il est mou comme son climat ; il est
» calme ; ni sa gaieté ni sa colère ne sont bruyantes ; il est sans
» grand entrain pour les exercices du corps, mais, le cas échéant,
» il offre à la fatigue une longue et réelle résistance. Il vit long-
» temps, parce que la modicité des stimulations externes et des
» réactions intérieures économise ses organes. Il est sobre, parce
» que, grâce à la lenteur de ses échanges nutritifs et de l'élimina-
» tion qui leur succède, l'alcool le conduirait vite à l'ivresse qu'il
» méprise. »

Transplanté, le Béarnais reste relativement calme et n'a
pas l'exubérance des autres méridionaux, mais il réussit
presque toujours et brille souvent.

L'étranger subit l'influence du climat de Pau à son arrivée
d'une manière *plus aiguë* que le Palois (DE MUSGRAVE-CLAY).
Il éprouve un sentiment de calme profond allant parfois
jusqu'à la somnolence qui, pour des hommes très actifs,
peut même, surtout au début, paraître un peu pénible.

Cette impression est principalement ressentie pendant la
période d'acclimatement, période qui, d'ailleurs, est en général
courte. Le Béarnais lui-même la subit, mais moins longtemps
encore, lorsqu'il revient en Béarn après une longue absence.

Le système nerveux est régularisé et calmé, et l'on a pu
comparer l'action du climat à celle du bromure (VALERY
MEUNIER). GARREAU va jusqu'à rapprocher les effets de l'air
de Pau de ceux produits par le chloroforme ; il admettrait
volontiers que la douleur est moins vivement ressentie ici
qu'ailleurs. Le pouls se ralentit et devient plus égal et cela
d'une manière permanente ; la respiration est plus profonde
et plus facile, en même temps qu'un peu moins fréquente ;
il est probable que dans ces conditions la température du
corps subit un léger abaissement.

Nous n'avons guère constaté de modifications de la tension
artérielle, malgré une série de recherches faites avec l'oscillo-
mètre sphygmométrique de Pachon.

Bien que les premiers jours l'appétit soit souvent un peu diminué, moins en général chez les malades que chez les bien portants, au bout de quelque temps il augmente pour les uns comme pour les autres.

Enfin, pour compléter ce tableau, nous reproduirons avec DE MUSGRAVE-CLAY l'observation de GARREAU relative à une question assez délicate à préciser : « Cet amollissement, dit-il, » s'étend jusqu'aux animaux. J'avais en face de mes fenêtres » les habitants d'un colombier appartenant à l'hôtel voisin ; » les oiseaux de la déesse sont pourtant bien renommés pour » leur tendresse, mais à Pau ils font mentir la mythologie. »

Le climat de Pau est donc essentiellement sédatif. C'est là sa qualité primordiale ; c'est celle qui fournira ses principales indications ; il a une action puissante sur la nutrition en général. Il ralentit très notablement les échanges organiques et les régularise. Il favorise, par suite, l'utilisation des matériaux fournis à l'organisme pour sa réparation ; il permet aux épuisés de se reconstituer par voie d'épargne, selon l'heureuse expression de M. le professeur ALBERT ROBIN. Par là, le climat de Pau acquiert une action tonique indiscutable. Cette action tonique s'exerce encore par la diminution de l'éréthisme nerveux que présentent les malades et par la régularisation des diverses fonctions qui ramène l'organisme à l'état physiologique. Cet effet tonique du climat est, du reste, plus nettement marqué chez le malade que chez le bien portant.

Influence du Climat sur la morbidité et la mortalité locales.

Ainsi que le constate le Dr BARTHÉ, directeur du Bureau Municipal d'Hygiène, la ville de Pau occupe, par son état sanitaire, un excellent rang parmi les villes de France de population numériquement équivalente ; l'on meurt moins à Pau que dans la moyenne de ces villes et l'on y meurt plus vieux. Le nombre total des décès donne, pendant les dix années qui ont précédé le travail de M. BARTHÉ (1894 à 1903), une proportion de 20,63 par an et pour 1.000 habitants. Si l'on retranche de cette mortalité totale deux causes de majoration illégitimes : 1° le chiffre des décès étrangers (population non recensée) ; 2° le chiffre des décès de l'Asile des aliénés et de sa population (population recensée), la moyenne des décès par an et pour 1.000 habitants tombe à 16,50.

D'une manière générale les épidémies sont rares à Pau. Ainsi que nous le verrons plus loin, on est bien armé pour les combattre, grâce à l'aménagement d'un hôpital d'isolement situé en dehors de la ville, grâce surtout à l'outillage très complet que possède la Ville pour les désinfections et la prophylaxie.

On est du reste frappé par la bénignité presque constante des fièvres éruptives et des maladies infectieuses dans notre station. DUBOUÉ signale le peu de réaction générale pendant l'évolution de la pustule vaccinale à Pau. La variole y est à peu près inconnue depuis quelques années ; la varicelle est assez fréquente, mais toujours bénigne.

Il en est de même de la rougeole. Quant à la scarlatine, elle est relativement rare et presque toujours exempte de complications graves.

DUBOUÉ signale encore la bénignité de l'érysipèle et la rareté de l'infection purulente et des fièvres puerpérales, affections qui, d'ailleurs, ont à peu près disparu depuis que les idées d'antisepsie et d'asepsie pénètrent dans les masses.

Le rhumatisme articulaire aigu avec fièvre constante et manifestations cardiaques éventuelles est assez peu fréquent à Pau. Il n'en est pas de même du rhumatisme chronique ; encore faut-il se mettre en garde contre cette tendance populaire qui donne le nom de rhumatisme à toutes sortes d'affections douloureuses qui n'ont rien de commun avec cette diathèse.

La diphtérie est rare ; comme partout, la statistique de la mortalité s'est considérablement améliorée depuis l'application du sérum ; la création d'un laboratoire de bactériologie, en permettant la recherche immédiate du bacille de Loefler, a puissamment contribué à cet heureux résultat.

Les bronchites aiguës simples sont en général bénignes.

La bronchite chronique et l'emphysème s'observent assez fréquemment, mais il faut tenir compte ici de l'apport fourni par les étrangers et par les nombreux retraités qui se fixent dans notre ville.

La pneumonie et les pleurésies, assez rares d'ailleurs, surviennent plutôt chez les indigènes, qui ne prennent en général aucune précaution quand ils passent du soleil à l'ombre, que chez les étrangers malades, qui savent se servir de leurs ombrelles et de leurs pardessus.

Ces diverses affections bénéficient de la bénignité relative déjà signalée pour d'autres maladies.

Chez les indigènes, la tuberculose pulmonaire, relativement peu fréquente, s'observe surtout chez des sujets ayant quitté Pau pendant un temps plus ou moins long. Les cas de tuberculose les plus nombreux sont représentés par les étrangers qui viennent soigner cette maladie dans notre ville.

Nous devons signaler enfin la rareté des gastro-entérites de l'enfance, des maladies d'origine hydrique et notamment de la fièvre typhoïde qui semble devoir être effacée désormais du cadre nosologique des maladies constatées à Pau, depuis que fonctionne régulièrement l'installation filtrante de Guindalos qui épure complètement l'eau d'alimentation.

CHAPITRE V

Indications du Climat de Pau.

Les indications du climat de Pau sont fournies par les qualités mêmes de ce climat : calme de l'atmosphère et absence de vents violents, absence d'humidité libre et de brouillard, c'est-à-dire d'humidité ressentie, mais humidité relative entretenant un état hygrométrique moyen, température douce, rarement froide d'une manière prolongée, se relevant rapidement dans le jour sous l'influence des rayons solaires par les temps secs et clairs, égale et modérée par les journées de pluie et de temps couvert.

Comme conséquence de ses qualités météorologiques, ce climat a pour effet d'être essentiellement sédatif et calmant, de régulariser et de ralentir les échanges organiques, d'être ainsi par surcroît tonique, en tant qu'agent régulateur. Nous l'avons vu, sous son influence, le système nerveux s'apaise, l'excitation circulatoire se calme, le nombre des pulsations diminue en même temps que le pouls se montre moins dur et plus souple, la respiration devient plus lente, plus ample, plus facile. A côté de ces propriétés générales qui fournissent la note dominante de ses indications, le climat peut avoir des effets secondaires multiples, constituant les plus heureuses « adjuvances climatiques » dans le traitement particulier de telle ou telle affection.

La grande indication du climat de Pau est le traitement de *l'éréthisme* sous toutes ses formes.

Aussi sont-ce les tuberculeux et les nerveux qui en retirent les plus grands avantages.

AFFECTIONS DES VOIES RESPIRATOIRES

Tuberculose.

Dans leurs remarquables travaux sur *les conditions et le diagnostic du terrain dans la tuberculose pulmonaire,* MM. ALBERT ROBIN et MAURICE BINET ont établi que les échanges respiratoires sont considérablement accrus dans 92 °/₀ des cas de phtisie pulmonaire quelles qu'en soient la période et la forme. Étudiant plus tard les variations des échanges respiratoires sous l'influence de l'altitude, de la lumière, de la chaleur et du froid, ces auteurs ont établi que les climats chauds et humides augmentent les échanges respiratoires et doivent être déconseillés aux phtisiques que les climats chauds et secs ont une action variable sur les échanges et ne conviennent, à moins de conditions spéciales, qu'à certains phtisiques, et que les climats où la température est sujette à de grandes variations doivent être interdits à ces malades.

Ils ont montré en outre l'intérêt qu'il y aurait, en général, pour les tuberculeux, à séjourner dans un climat capable de modérer les échanges respiratoires.

Il nous paraît incontestable que le climat de Pau rentre dans cette catégorie. Il ne présente ni les inconvénients des climats d'altitude, qui sont en général stimulants des échanges, ni les dangers des climats chauds trop humides ou trop secs, ni l'action excitante des climats marins, mais une température moyenne, exempte de grandes variations, un état hygrométrique également éloigné de l'humidité et de la sécheresse et une influence nettement sédative.

L'action modératrice du climat de Pau sur les échanges généraux produit les plus heureux effets sur les tuberculeux, chez lesquels ces échanges sont augmentés parallèlement aux échanges respiratoires. On sait combien l'exagération de ces échanges et de la déminéralisation de l'organisme hâte la consomption et précipite la déchéance finale.

Le climat de Pau ralentit très notablement les échanges, les régularise, et par suite permet l'utilisation des matériaux fournis à l'organisme pour sa reconstitution.

Dès lors, le malade, chez lequel la suractivité des combustions empêchait l'accumulation, et par suite l'utilisation des éléments fournis par l'épargne organique d'origine intrinsèque ou extrinsèque, verra se réaliser l'idéal qu'il cherche à atteindre : augmenter ses recettes et diminuer ses pertes.

Si, laissant de côté les troubles de la nutrition, nous envisageons maintenant les effets les plus tangibles produits par le climat, nous voyons que la toux est rapidement calmée, que la fièvre baisse et tend à disparaître, que le nervosisme s'apaise, en même temps que le sommeil revient.

Sous l'influence tonique du climat, les forces augmentent et l'appétit, cette ressource si précieuse chez les tuberculeux, se relève, ajoutant ainsi à leur plus complète utilisation l'augmentation de la quantité des aliments ingérés.

Le traitement du malade est singulièrement favorisé par le climat ; la modération de la température permet, même aux malades les plus timorés, de faire de la cure d'air d'une manière constante. Sans doute il serait téméraire de prétendre que le malade n'aura pas à prendre ici certaines précautions, mais jamais les variations de la température n'atteignent les écarts qui existent, en altitude et dans la plupart des climats froids, entre la température des journées ensoleillées d'hiver, à soleil brûlant, et les nuits glaciales dues aux voisinages des neiges plus ou moins persistantes. Jamais non plus les oscillations de température n'atteignent la même amplitude que celles qu'on observe dans les pays chauds, où les changements sont parfois si brusques, non seulement d'un jour à l'autre, mais encore dans le cours d'une même journée.

On peut dire du climat tempéré de Pau ce que le professeur JACCOUD a dit des pays chauds à uniformité thermique. « Il exerce une action favorable sur les catarrhes broncho-pulmonaires préexistants ; il met à l'abri, au moins dans une certaine mesure, des épisodes bronchitiques, enfin il permet aux patients d'éviter le confinement à la chambre, et de rester chaque jour quelques heures en plein air, sans courir les risques funestes de refroidissement, de bronchite ou de pneumonie, qu'ils ne manqueraient pas de subir à cette période de la maladie, s'ils tentaient de vivre au dehors sous un climat plus rigoureux et surtout plus variable. »

On a prétendu que la grande luminosité était utile aux tuberculeux et que l'influence solaire pouvait atteindre même les lésions tuberculeuses du poumon. Il est pourtant d'observation courante que l'exposition des phtisiques aux rayons trop ardents du soleil amène des poussées congestives et fréquemment des hémoptysies ; tous les auteurs, ou presque, sont d'accord là-dessus. DAREMBERG conseille aux malades de se faire caresser, mais non pas mordre par le soleil qui congestionne les poumons tuberculeux. PÉGURIER attribue au soleil beaucoup d'accidents dus à la congestion interne qu'il détermine dans la région thoracique (hémoptysies, poussées broncho-pneumoniques, coup de fouet donné à l'évolution des lésions). LALESQUE abonde dans le même sens, mais, comme l'auteur précédent, il attribue une heureuse influence aux rayons chimiques. SABOURIN préconise la cure d'air à l'ombre ; enfin, MANQUAT, après un exposé de la question des plus consciencieux, conclut que l'influence solaire directe et brutale n'est point un élément favorable aux tuberculeux dans les pays chauds ; il a noté l'accélération du pouls et de la respiration chez des malades qui quittent l'ombre pour aller s'asseoir au soleil ; il estime que l'influence solaire constitue un élément actif qui peut convenir à certains sujets à échanges hypo-normaux et à circulation torpide, mais ne saurait être que dangereuse dans les conditions opposées qui sont de beaucoup les plus fréquentes. Il y a lieu enfin de tenir compte du danger qu'amène le passage du soleil à l'ombre.

Le climat de Pau, avec sa luminosité moyenne, ne présente qu'au minimum ces inconvénients. Sans doute, lorsque le soleil brille, il donne une luminosité éclatante, mais cette luminosité n'a rien de brutal ; elle présente tous les avantages bactéricides qu'offre l'ensoleillement, mais n'expose pas le malade averti et prudent à de sérieux dangers. D'ailleurs, comme nous l'avons dit, le ciel de notre station est fréquemment couvert, pour le plus grand profit de nos malades. C'est dans ces conditions, en effet, que le climat réalise le mieux ses propriétés sédatives et que la température offre toutes ses garanties de stabilité et de douceur.

On sait combien est nuisible pour les tuberculeux l'influence du vent, combien il excite leur éréthisme circulatoire et leur éréthisme nerveux, combien il les prédispose aux poussées congestives et même aux hémoptysies, combien il favorise la dyspnée, combien il est dangereux au point de vue des accidents pleuro-pulmonaires qu'il peut déterminer.

L'un des caractères les plus nets du climat de Pau, l'un de ses plus grands avantages, consiste précisément dans l'absence de vent et dans le calme de l'atmosphère ; pour cette raison encore, notre ville sera une station de choix pour les phtisiques.

A côté du calme de l'atmosphère, le tuberculeux a le plus grand intérêt à ne se trouver ni dans un climat trop humide, qui favoriserait le refroidissement par la conductibilité plus grande du calorique que l'humidité confère aux vêtements (MANQUAT), ni dans un climat trop sec, qui provoquerait la toux, exciterait son système nerveux et rendrait le sommeil difficile. Il trouvera à Pau une moyenne hygrométrique, également éloignée de la sécheresse et de l'humidité, assez

sèche pour diminuer les catarrhes et les expectorations, assez humide pour être sédative et pour faciliter le sommeil, tiède et antiphlogistique, ainsi que le constate VALERY MEUNIER, qui ajoute : « J'ai acquis maintes fois la preuve que des tuber-
» culeux aggravés dans des régions à air vif et sec, plus
» chaudes et plus ensoleillées, sont améliorés rapidement en
» Béarn, et que le bénéfice de leur séjour y est d'autant plus
» grand que la forme de leur maladie est plus aiguë, plus
» congestive et plus inflammatoire. »

Les malades eux-mêmes se rendent d'ailleurs bien vite compte de l'heureuse influence qu'exerce le climat de Pau sur la marche de leur affection.

Le côté moral ne doit pas être négligé dans le traitement de la tuberculose ; les promenades variées que le malade peut faire dans ce beau pays de Béarn, le merveilleux spectacle que lui offrent les Pyrénées suffiront à éviter l'ennui et à réconforter les plus découragés.

INDICATIONS FOURNIES PAR LA FORME, LA MARCHE ET LE DEGRÉ DE LA MALADIE. — Mais il ne suffit pas de savoir que les tuberculeux en général se trouvent bien du climat de Pau, il faut distinguer quels sont ceux qui peuvent y être envoyés et quelles sont les formes de tuberculose qui peuvent en retirer le plus grand bénéfice.

Si nous nous en rapportions à la classification des phtisiques en malades à échanges ralentis et en malades à échanges accélérés, nous réclamerions pour Pau la grande majorité des tuberculeux. Mais, en réalité, la question est beaucoup plus complexe.

Chez les tuberculeux au début, l'indication du climat de Pau sera fournie par la façon dont la maladie s'annonce. Si le début est brusque, accompagné d'une violente réaction, avec poussées congestives, avec hémoptysies plus ou moins fréquentes, avec élévation de température vespérale régulière, à plus forte raison avec fièvre constante, si surtout la plèvre a déjà subi une atteinte ou menace de s'enflammer, il ne faut pas hésiter à envoyer le malade à Pau.

Plus tard, les mêmes indications se précisent. Sans doute, à part les modalités vraiment torpides, dans lesquelles l'activité fonctionnelle a besoin d'être constamment stimulée, presque toutes les variétés de tuberculose confirmée du poumon se trouvent bien du climat de Pau, mais en toute première ligne il faut citer la tuberculose à forme éréthique. Plus que tous les autres malades, tirent profit du climat de Pau les tuberculeux nerveux à pouls tendu, émotif, fébrile, ceux qui font aisément des poussées de température. On ne tarde pas à voir leur pouls se ralentir, perdre de sa dureté, se régulariser et leur courbe thermique se rapprocher de la normale. L'égalité de la température et l'absence de vents seront surtout précieuses pour les congestifs ayant souvent des poussées avec hémoptysies, pour les malades dont la plèvre irritable semble appeler de nouvelles localisations du bacille de Koch. Non seulement ces malades seront à l'abri des influences cosmiques qui pourraient favoriser l'éclosion de nouveaux accidents, mais leur inspiration deviendra plus profonde et plus facile ; au bout de quelque temps, la tendance congestive s'affaiblira, les hémoptysies, si elles existent, deviendront plus rares et plus aisées.

La marche de la maladie fournit des renseignements moins précis que les réactions particulières des malades. Quoique les tuberculeux chroniques se trouvent très bien en général de leur séjour à Pau, il est incontestable que parmi eux ce sont ceux qui procèdent par épisodes aigus qui doivent être de préférence dirigés sur cette station. La même indication est fournie par la tuberculose à marche rapide. Sans doute, le climat, pour si bon qu'il soit, est le plus souvent impuissant dans ce cas, mais il arrive chaque hiver que des malades

envoyés à Pau en pleine évolution aiguë et même menacés
de granulie repartent améliorés, avec, souvent, une tuberculose à évolution ralentie.

Le degré, le siège et l'étendue des lésions n'ont pas, à
beaucoup près, la même importance dans le choix du climat ;
l'état anatomique de la maladie et les signes d'auscultation
n'arrivent ici qu'en deuxième ligne et peuvent, moins encore
que lorsqu'il s'agit d'établir le pronostic, fournir des règles
absolues. Il est évident qu'ici comme partout un tuberculeux
ayant une lésion peu avancée, limitée à un seul côté, très
localisée, a plus de chance de guérir qu'un malade présentant des cavernes, un ramollissement étendu, des lésions
multiples et bilatérales.

Les diverses *complications* qui peuvent survenir du côté des
bronches, du poumon et de la plèvre, sont, comme nous
l'avons vu, heureusement influencées par le climat de Pau.

TUBERCULOSES LOCALES. — Les tuberculoses locales ne fournissent pas d'indications spéciales au point de vue du séjour
à Pau ; elles bénéficient grandement de l'influence tonique
du climat.

Autres affections de l'appareil respiratoire.

Si, mettant à part la tuberculose, nous cherchons quelles
sont les autres maladies justiciables du climat de Pau, nous
verrons que presque toutes les autres affections de l'appareil
respiratoire sont heureusement influencées par lui, grâce surtout à sa température modérée et à son état hygrométrique
moyen. Les *bronchites aiguës* y sont, en général, légères, les
bronchites chroniques, les *catarrhes,* l'*emphysème,* qui s'aggra-
vent régulièrement l'hiver avec le froid ou les variations de
température, se trouvent remarquablement bien à Pau.

Quant à l'*asthme,* il est manifestement amélioré, surtout
dans ses formes nerveuses où l'effet sédatif du climat garde
toute sa valeur.

MALADIES DU SYSTÈME NERVEUX

Les malades qui, après les tuberculeux, retirent le plus de bénéfice du climat de Pau, sont les nerveux.

Les névropathes héréditaires et *les prédisposés* subissent l'heureuse influence du climat qui retarde et souvent évite chez eux l'éclosion des accidents nerveux.

Modérateur du système nerveux, dont il régularise la nutrition, le climat lui épargne le surmenage qui le prédispose si aisément aux affections diverses ; aussi les maladies infectieuses, les intoxications paraissent-elles réveiller moins souvent à Pau qu'ailleurs les névroses qu'elles engendrent si aisément chez les malades tarés ou ataviques. L'alcoolisme lui-même, peu répandu dans le pays, y détermine moins fréquemment des accidents nerveux et graves.

Dans les affections nerveuses constituées, l'action du climat est très diversement efficace, suivant qu'il s'agit d'altérations organiques ou de troubles purement fonctionnels.

C'est surtout, on le conçoit, dans la lutte contre les troubles nerveux d'ordre dynamique que le climat de Pau peut être utile.

D'une façon générale, tous les malades que l'on peut classer dans la catégorie des nerveux et des excités se trouvent bien du climat bromuré de Pau. Leur sommeil, si souvent troublé, est régularisé et facilité par l'influence sédative du climat. Cette influence sédative permet en outre de réduire au minimum leurs dépenses nerveuses et de combattre l'épuisement de leur système nerveux. Bientôt l'éréthisme circulatoire lui-même diminue ; le pouls se ralentit et devient plus égal.

Les *surmenés,* qu'il s'agisse de surmenage intellectuel ou de surmenage physique, sont rapidement améliorés.

C'est la *neurasthénie* qui fournit peut-être le plus grand nombre d'indications. Le système nerveux, épuisé, peut se reconstituer aisément grâce à l'extrême réduction de ses dépenses. De plus, au lieu d'avoir à lutter contre l'influence extérieure, le malade est puissamment aidé par le calme du milieu ambiant qui favorise singulièrement la « diète morale ».

La cure de Weir-Mitchell peut être réalisée dans des conditions tout particulièrement favorables; elle est heureusement complétée par l'influence sédative du climat.

L'insomnie cède facilement à cette influence calmante qu'on a même, nous l'avons vu, comparée à celle du chloroforme.

L'éréthisme cardiaque et circulatoire et les troubles qu'il entraîne, en particulier les palpitations, les accès de fausse angine de poitrine ne tardent pas à se modérer et finissent même par disparaître.

Les *vésanies* subissent aussi l'action modératrice du climat. Le D\u02b3 GIRMA, l'ancien et très distingué directeur de l'Asile départemental d'aliénés de Pau, a pu constater que les délirants agités ont des crises beaucoup moins fréquentes ici qu'ailleurs. « L'Asile compte parmi ses pensionnaires un certain nombre d'individus étrangers à la région, délirants qui restent tranquilles à Pau, alors que le retour dans leur climat d'origine est toujours marqué par une reprise des phénomènes d'excitation. » C'est ce qu'a bien mis en lumière le D\u02b3 CROUZET dans son intéressante communication au XIV\u1d52 Congrès des Médecins Aliénistes et Neuralogistes de France et des pays de Langue Française (Pau, 1904). Le D\u02b3 GIRMA a signalé aussi le complet abandon de la camisole de force devenue inutile dans l'important établissement qu'il dirigeait.

L'hystérie est heureusement influencée en général par le séjour à Pau. Il est extrêmement rare d'observer ici les grandes et franches attaques hystériques ; pour ma part, dans une pratique professionnelle très active de quatorze années, je n'en ai vu que fort peu de cas. Les paroxysmes convulsifs, toujours modérés, sont rarement répétés à de courts intervalles.

La chorée et *l'épilepsie* bénéficient également du climat. On observe rarement à Pau les formes graves de la maladie de Sydenham.

Les attaques convulsives des épileptiques sont moins nombreuses, plus espacées, peut-être même moins violentes, chez un même malade, que sous un autre climat.

La maladie de Basedow est fort rare parmi la population, et il semble *à priori* tout au moins, qu'elle ne puisse que se trouver bien de ce climat sédatif.

On a prétendu que la douleur était moins vivement ressentie à Pau qu'ailleurs. Il est de fait que *les névralgies* y sont en général très atténuées ou même disparaissent ; certaines y sont simplement améliorées. Cependant quelques-unes y sont notoirement exaspérées, sans qu'on puisse dire pourquoi. Il y a lieu sans doute ici de tenir compte de l'élément étiologique.

L'action du climat de Pau est évidemment beaucoup moins marquée dans les affections nerveuses d'origine organique. Elle ne peut guère, en effet, être efficace lorsque des lésions anatomiques existent. Cependant il est de constatation courante que les crises douloureuses du *tabes* sont calmées par son influence sédative.

On a signalé également son utilité dans certains cas de *paralysie générale ;* il est incontestable que les phénomènes d'excitation sont ici encore modérés par l'effet sédatif du climat.

Ajoutons, pour terminer, que le traitement moral est singulièrement facilité par les beautés de la nature, la richesse et la diversité des promenades. Le changement de milieu, les distractions, le repos physique et intellectuel sont certainement pour beaucoup dans l'amélioration qu'on observe chez la plupart des malades, mais, pour un grand nombre d'entre eux, ce ne sont là que des circonstances adjuvantes et l'amélioration est bien due à une action pour ainsi dire *spécifique* du climat.

ARTHRITISME

Les arthritiques pour lesquels le climat de Pau est indiqué sont les lymphatiques et les herpétiques ; les premiers pouvant être améliorés suivant leurs prédispositions héréditaires ou leurs réactions individuelles, les seconds étant souvent des nerveux justiciables de toutes les influences sédatives.

Rhumatisme articulaire aigu.

Notons que le rhumatisme articulaire aigu, relativement peu fréquent à Pau, ne subit aucune modification du fait du climat.

CARDIOPATHIES — ARTÉRIO-SCLÉROSE

D'une manière générale, les indications du climat de Pau dans les affections de l'appareil cardio-vasculaire sont assez restreintes.

Il peut être utile chez *les faux cardiaques nerveux,* mais il n'a aucune influence sur les lésions valvulaires ; cependant, surtout si les lésions sont bien compensées, le malade ne peut que se féliciter d'un climat dans lequel il trouvera le calme atmosphérique qu'assure à cette station l'absence de vents violents. La modération de la température et l'absence d'humidité libre seront également des conditions favorables pour lui.

L'angine de poitrine, l'insuffisance aortique et quelques *cardiopaties artérielles* bénéficient tout particulièrement de l'action modératrice et régularisante que le climat de Pau exerce sur la circulation.

Les artério-sclérieux se comportent très diversement à Pau, où l'hiver leur est en général favorable.

Les hypertendus se trouvent particulièrement bien de l'absence de vent.

MALADIES DU TUBE DIGESTIF

C'est surtout dans les dyspepsies à forme gastralgique et irritative, dans l'hypersthénie gastrique, dans les affections catarrhales de l'intestin, que le séjour à Pau peut être utile.

L'appétit est, en général, stimulé par le changement d'air, au bout d'un certain temps cependant ; ainsi que nous l'avons déjà dit, il n'est pas rare qu'il soit plutôt diminué au premier abord.

Les annexes du tube digestif ne sont nullement influencés par le climat.

DIABÈTE — GRAVELLE — MALADIES DE L'APPAREIL GÉNITO-URINAIRE

Cette action indifférente du climat s'étend encore aux graveleux et aux diabétiques.

L'hivernage dans notre station pourra cependant être utile aux brightiques et aux albuminuriques qui craignent le froid, l'humidité et les variations de température, mais il ne paraît avoir aucune utilité dans le traitement des autres affections de l'appareil génito-urinaire.

ENFANCE ET VIEILLESSE

Les deux extrêmes de la vie, l'enfance et la vieillesse, se trouvent bien à Pau.

« J'ai bien des fois observé, dit DUBOUÉ, l'influence heureuse » qu'exerçait notre climat sur ces enfants frêles et délicats venus » du Nord, soumis jusque-là à l'influence de climats froids et » humides, et qui auraient été infailliblement voués dans leur pays » à la scrofule ou à la phtisie. C'est merveille de voir comment ces » petites natures languissantes se relèvent vite, avec quelle rapidité » l'appétit, les forces et la gaîté reviennent, le teint se colore et la » maigreur disparaît. »

Les enfants se fortifient et s'aguerrissent rapidement sous l'influence de la vie au grand air, des rayons solaires lorsque le temps est clair, des sorties quotidiennes, toujours possibles, même les jours de pluie. Les nouveau-nés, prématurés et débiles bénéficient tout particulièrement des qualités climatiques qui leur évitent en hiver de souffrir et de s'étioler dans des chambres closes.

La longévité relativement grande des Palois montre combien le climat de Pau peut être favorable aux *vieillards*. Il économise leur organisme affaibli et ne les épuise pas en leur demandant des réactions trop vives ; aussi cette ville tend-elle à voir s'augmenter de plus en plus le nombre des retraités qui viennent y finir leur existence. Ils y sont, en effet, à l'abri du froid et des variations brusques qui provoquent si facilement chez eux des poussées bronchitiques ou pulmonaires ; leur catarrhe n'y subit pas les aggravations qu'amène si souvent l'hiver ; en outre, ils évitent ici le confinement et la réclusion que leur impose ailleurs la mauvaise saison.

CONVALESCENTS

Le climat de Pau convient enfin merveilleusement à la plupart des convalescents, principalement à ceux qui ont eu pendant le courant de l'hiver des attaques d'influenza, avec localisations bronchiques ou pulmonaires. La sédation atmosphérique et la modération de la température leur permettent de vivre au grand air sans craindre de refroidissements, sans avoir à redouter les rechutes et les complications éloignées des maladies dont ils relèvent.

Signalons, pour terminer, que beaucoup de malades ont pris l'habitude, après avoir passé l'hiver sur la Côte d'Azur, de venir se détendre sous l'influence du climat sédatif de Pau des fatigues éprouvées sous le climat trop excitant du littoral.

CHAPITRE VI

Contre-indications.

Les contre-indications du climat de Pau se déduisent aisément des caractères propres de ce climat, principalement de son influence sédative. Bien qu'il ne soit ni déprimant, ni débilitant, il doit être déconseillé aux malades qui ont avant tout besoin d'être stimulés.

TUBERCULOSE. — Dans la tuberculose, il est rarement contre-indiqué. Cependant, dans les formes vraiment torpides, sans fièvre, avec ralentissement de la nutrition, chez certains tuberculeux qui réagissent mal, dont l'activité fonctionnelle est toujours en défaut et a besoin d'une stimulation constante, il faut déconseiller le séjour à Pau.

Il en est de même chez les prédisposés arthritiques ou scrofuleux dont la vitalité est manifestement trop diminuée. L'examen du chimisme respiratoire permettra d'éliminer d'emblée tous ceux dont les échanges sont ralentis, c'est-à-dire une faible minorité, à peine 8 % des malades d'après les travaux d'ALBERT ROBIN et de MAURICE BINET.

La tuberculose laryngée, la tuberculose intestinale ou péritonéale ne fournissent pas de contre-indications spéciales.

Il en est de même du degré, du siège et de l'étendue des lésions. Dans les formes désespérées, on doit tenir compte des forces du malade et ne pas lui infliger, sans espoir de bénéfice, un déplacement fatigant, lorsque ce déplacement risque de l'épuiser et de hâter sa fin.

MALADIES DU SYSTÈME NERVEUX. — Parmi les affections du système nerveux, les contre-indications sont rares ; cependant, nous avons vu que certaines névralgies peuvent être exaspérées par le séjour à Pau, sans que l'on puisse au juste dire pourquoi, peut-être parce qu'elles surviennent chez les rhumatisants. Les hystériques déprimés, certains neurasthéniques qui ont besoin de stimulation et de mouvement, ont intérêt à être dirigés vers d'autres climats ; c'est dans ces cas que l'altitude semble particulièrement indiquée.

CARDIOPATHIES. — Dans les cardiopathies, il sera prudent de ne pas conseiller le séjour à Pau aux malades asystoliques et à ceux dont le myocarde est sérieusement touché ; cependant, cette contre-indication n'est pas bien formelle ; elle a surtout pour but d'éviter à ces malades des déplacements et des changements de climat dangereux.

AFFECTIONS DU TUBE DIGESTIF. — La dyspepsie hyposthénique et l'atonie avec tendance trop marquée à la constipation sont plutôt défavorablement influencées par notre climat.

DIATHÈSE RHUMATISMALE. — Il est évident qu'un climat sédatif et modérateur des échanges, tel que celui qui nous occupe, ne saurait convenir aux affections attribuables au ralentissement de la nutrition ; aussi comprendra-t-on que la diathèse rhumatismale et la goutte soient au nombre des contre-indications du climat de Pau. Encore cette contre-indication n'est-elle pas absolue, car il est de constatation courante que beaucoup de malades qui sont atteints de ces affections supportent fort bien ce climat et sont même améliorés par lui.

Enfin, les enfants mous, trop lymphatiques ou scrofuleux, les vieillards dont les réactions sont vraiment insuffisantes, les convalescents qui ont besoin d'une stimulation énergique, devront être éloignés de notre station.

CHAPITRE VII

Manière d'utiliser le Climat — Précautions à prendre — Date d'arrivée — Durée du séjour — Nombre des séjours — Installation.

Après avoir posé les indications et les contre-indications du climat de Pau, il sera peut-être utile de donner quelques renseignements sur la manière dont les malades doivent se comporter pendant leur séjour dans notre station.

Il en est des climats comme des médicaments ; il faut savoir s'en servir et en régler les doses ; il est, dans les meilleurs d'entre eux, des heures à redouter, des journées trompeuses, des expositions ou des promenades à éviter à certains moments. On devra donc recourir à certains artifices et conformer sa ligne de conduite aux exigences spéciales du climat.

Les modifications de température se produisant toujours par séries, il sera aisé, en tout temps, de régler, pour la journée, les heures de cure de repos et de promenade, l'exposition de la chaise longue, la durée plus ou moins longue du séjour dehors, ou les nécessités du séjour momentané à la chambre ; pour la nuit, la situation du lit, sa protection contre les courants d'air fâcheux, les tempéraments à apporter dans l'ouverture des fenêtres ; enfin, les moyens de protection contre les refroidissements extérieurs, réalisés par les vêtements, les couvertures, etc., etc.

Mais si la surveillance du malade soumis au contrôle plus ou moins assidu du médecin est facile, il n'en est pas toujours de même pour les malades qui tiennent à rester indépendants ou qui ne sont pas assez atteints pour se soumettre à la méthode de BROEHMER. Pour ceux-là encore, cependant, le séjour à Pau peut être absolument exempt de danger s'ils veulent bien consentir à prendre quelques précautions très simples.

La première recommandation que l'on doit faire au malade en arrivant à Pau, si banale qu'elle puisse paraître, est de se munir d'un chapeau à larges bords, d'une ombrelle et d'un pardessus. Il ne devra pas sortir trop tôt le matin et, pre-

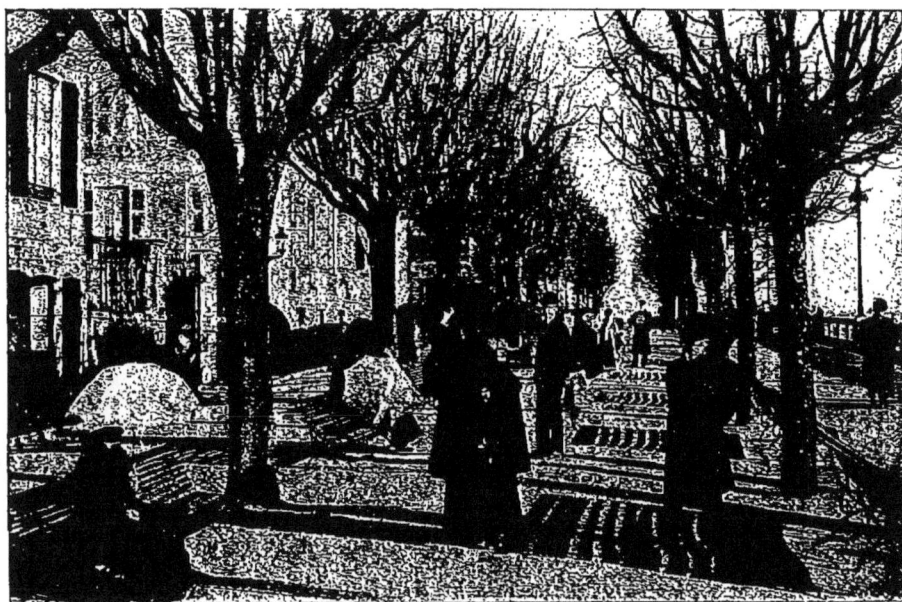

LA CURE D'AIR ET DE REPOS SUR UNE DES TERRASSES DU BOULEVARD DU MIDI

nant en considération la chaleur et l'intensité des rayons solaires, tenant compte du refroidissement, beaucoup moins sensible ici que sur le littoral méditerranéen, mais encore très manifeste et non exempt de danger, qui se produit au moment du coucher du soleil, il devra s'astreindre rigoureusement à rentrer chez lui une demi-heure avant le coucher du soleil. Lorsque, dans la soirée, ce qui est assez fréquent, la température est douce, il pourra, s'il est valide et avec l'autorisation de son médecin, sortir de nouveau une heure après être rentré chez lui. Le malade devra éviter pendant les heures chaudes de la journée les promenades trop fortement chauffées par le soleil, surtout s'il a, pour se rendre de la promenade à son domicile, à traverser des rues froides et non ensoleillées. Sous aucun prétexte, l'excellence du climat ne doit dispenser des précautions ordinaires, plus utiles même ici qu'ailleurs. Il faut avant tout que le malade se souvienne qu'il est en traitement et que, quelle que soit l'amélioration survenue, il ne doit se départir en rien des prescriptions médicales les plus rigoureuses.

Quelques points de détail me semblent utiles à préciser ici au point de vue de la date d'arrivée des malades, de la durée de leur séjour et de la nécessité de leur retour à Pau.

Il est superflu de rappeler que c'est pendant la saison froide que le séjour à Pau est utile aux malades. Mais il ne faut pas attendre, pour les diriger sur notre station, qu'ils aient subi dans leurs pays les premières atteintes du froid ; en les y envoyant de bonne heure, on allonge la durée de leur séjour et on les met dans les meilleures conditions possibles pour se préparer à l'hivernage.

L'action du climat sera d'autant plus heureuse que la maladie sera de date plus récente et le séjour à Pau devra être d'autant moins prolongé que l'affection y aura été traitée plus près de son début. Cependant, presque toujours, plusieurs séjours à Pau sont nécessaires pour assurer la guérison.

Il est impossible de fixer à cet égard une règle absolue. « La dose climatique, dit Duboué, est comme la dose médicamenteuse, elle doit varier suivant chaque malade. »

D'une manière générale, les malades doivent revenir au moins une année après l'achèvement de la guérison ou de la quasi-guérison qui s'est produite. Une surveillance médicale rigoureuse dès le retour du malade dans ses foyers pourra seule faire juger ensuite de la nécessité d'un nouveau séjour dans le Midi. Nous ajouterons, avec Duboué, que le séjour à

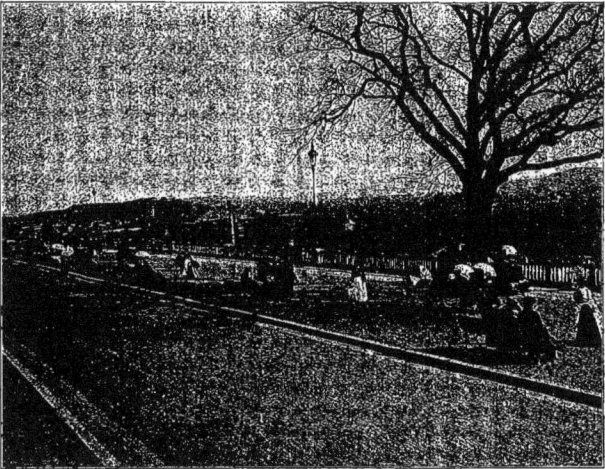

LA CURE D'AIR ET DE REPOS SUR LE BOULEVARD DES PYRÉNÉES

Pau devra être d'autant moins prolongé que l'affection dont le malade sera atteint y aura été traitée de meilleure heure.

Enfin, le choix du logement est d'une importance capitale.

Il devrait toujours être dirigé par le médecin, malheureusement il en est rarement ainsi ; le plus souvent le malade arrive à Pau, connaissant le nom du médecin auquel il est adressé, mais il ne va le voir ou ne le fait appeler que lorsqu'il a choisi, sans souci des exigences médicales, le logement qu'il va habiter pour tout l'hiver. Les malades pourront à Pau se loger absolument à leur guise suivant leurs préférences : hôtels confortables, villas luxueuses ou modestes, entourées de jardins permettant de réaliser le « home sanatorium » ; appartements bien exposés ; pensions de famille de toutes conditions ; sanatorium pour tuberculeux, admirablement installé ; maison de santé et de repos pour nerveux, parfaitement comprise et adaptée aux exigences de la thérapeutique moderne ; ils trouveront à leur gré tous les modes d'installation qu'ils pourraient désirer.

Les multiples ressources de la physicothérapie : massage, mécanothérapie, électrothérapie, radiothérapie, hydrothérapie, gymnastique suédoise, existent à Pau.

Les sports les plus divers (aviation, courses de chevaux, chasses au renard, tir aux pigeons, golf, tennis, croquet, alpinisme et concours de ski dans la montagne voisine) ; les plus délicates manifestations de l'art (théâtre, musique, peinture, sculpture), permettent les distractions les plus saines et les plus variées et ajoutent au charme de ce pays privilégié.

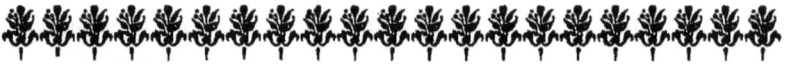

TROISIÈME PARTIE

HYGIÈNE

CHAPITRE VIII

Alimentation hydraulique.

Origine et distribution de l'eau d'alimentation de la Ville de Pau.

L'alimentation hydraulique de la ville de Pau s'effectue au moyen d'eau prise à l'œil du Néez, source Vauclusienne qui jaillit à 305 mètres d'altitude, au-dessus du village de Rébénacq, à 16 kil. et demi de Pau. Les eaux sont captées à leur sortie et amenées au réservoir de distribution de Guindalos, à 2 kilomètres et demi de la ville, par une conduite souterraine en béton de ciment qui se tient toujours à une profondeur moyenne de un mètre et qui présente un développement de 22.376 mètres. Le réservoir de distribution de Guindalos est situé à 240 mètres d'altitude sur les coteaux de la rive gauche du gave. Entièrement en maçonnerie, enterré en déblai et recouvert de voûtes qui supportent une couche uniforme de un mètre de terre, il a une capacité de 1.800 mètres cubes. Un second réservoir de 2.500 mètres cubes a été établi récemment ; il communique avec le premier et peut en être isolé, si cela devient nécessaire, au moyen d'une manœuvre de robinetterie.

De Guindalos partent deux conduites forcées, en fonte, qui franchissent parallèlement la vallée du gave de Pau et, à leur entrée en ville, divergent et se ramifient pour former un réseau de 47.978 mètres de développement.

En marche normale, l'eau est en pression de deux atmosphères au point le plus élevé et le plus éloigné de la ville agglomérée où elle peut encore atteindre 20 mètres et arriver facilement aux étages supérieurs.

La distribution de l'eau est réalisée par des conduites, bornes-fontaines, bouches d'arrosage et d'incendie, etc...

Il peut être intéressant d'en connaître l'importance que le tableau ci-dessous permettra d'apprécier :

Conduites en fonte de tous diamètres. Longueur ..... 51.695 mèt.
Bornes-fontaines.............................. 129
Bouches d'arrosage ou d'incendie................. 277
Bouches d'incendie de 0^{m}100 à gros débit.......... 25
Postes de secours pour incendie.................. 4
Urinoirs à effets d'eau 18
Nombre de concessions d'eau au compteur 1.550
(Non comprises les concessions pour les établissements communaux.)

Le débit quotidien de la conduite d'eau est de 8.640 mètres cubes prélevant 100 litres par seconde sur les 1.800 litres que débite l'œil du Néez à son jaillissement. La population de la ville agglomérée étant de 32.000 habitants, chaque habitant a donc à sa disposition 245 litres d'eau par jour.

De nombreuses analyses de l'eau faites tant au laboratoire du Comité consultatif d'hygiène qu'au laboratoire de bactériologie de Pau, avaient permis de constater sa bonne qualité en temps normal, mais une grande variabilité au point de vue de sa pureté à la suite des orages et des pluies persistantes.

Installation filtrante de Guindalos.

Il importait de débarrasser l'eau de notre station de toute souillure. Après une étude approfondie des divers procédés de filtration et d'épuration des eaux potables, présenté par M. H. Faisans, maire de Pau, la Ville a décidé en 1903 l'installation de bassins filtrants à sable, système Puech et Chabal.

Un essai de ces filtres, en réduction, installé en ville a donné pendant cinq années consécutives d'excellents résultats au point de vue physique, organique et bactériologique.

L'installation filtrante des eaux de la Ville a été placée à Guindalos, en aval de la conduite libre et en amont du réservoir.

Elle se compose d'une série de dégrossisseurs, d'un préfiltre et de 12 filtres à sable. Le volume d'eau à filtrer est constamment de 100 litres à la seconde ; il est mesuré au moyen de la lame déversante qui passe sur un déversoir à mince paroi établi dans le canal d'amenée.

Le dégrossissage est obtenu par quatre passages successifs de l'eau brute à travers des couches filtrantes formées de graviers de plus en plus petits.

Après le troisième dégrossisseur, l'eau est recueillie par un canal qui alimente en même temps six bassins égaux où elle subit une préfiltration sur petits graviers et sable ordinaire.

Les dégrossisseurs retiennent les argiles, schistes et matières en suspension dans l'eau ; ils se colmatent très vite au moment de la fonte des neiges et des pluies abondantes, de sorte qu'à ces époques, il est nécessaire de les nettoyer avec la plus grande rapidité. On obtient ce résultat en quarante minutes environ par l'insufflation d'air comprimé.

En sortant des dégrossisseurs, l'eau s'écoule dans un canal qui la distribue aux douze filtres à sable placés autour de ces dégrossisseurs. Chaque filtre a une surface libre de 265 mètres

COUPE SCHÉMATIQUE DE L'INSTALLATION FILTRANTE

(Communiquée par le Service des Travaux de la Ville.)

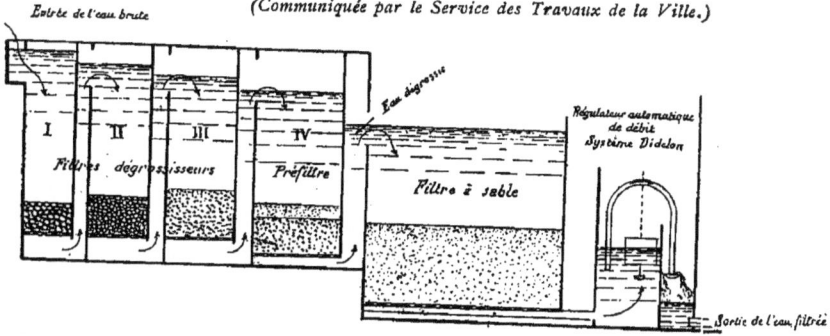

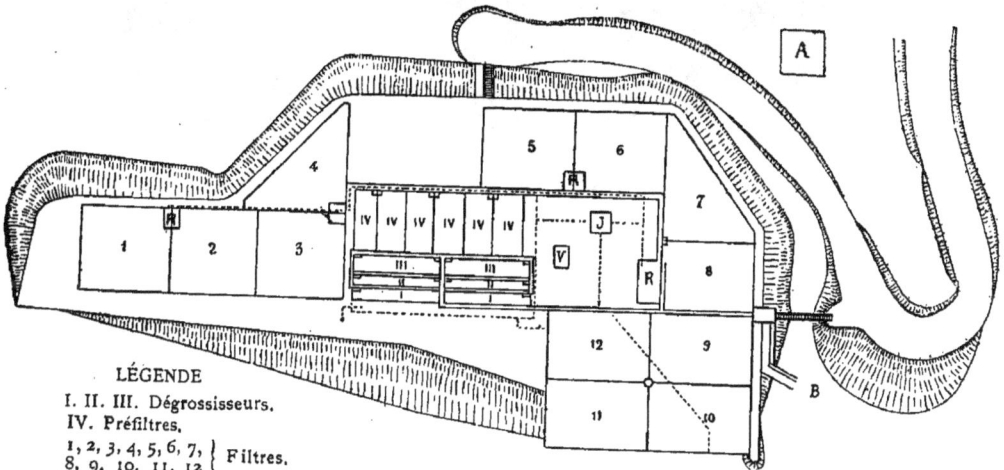

INSTALLATION FILTRANTE — PLAN D'ENSEMBLE

(Communiqué par le Service des Travaux de la Ville.)

LÉGENDE

I. II. III. Dégrossisseurs.
IV. Préfiltres.
1, 2, 3, 4, 5, 6, 7, } Filtres.
8, 9, 10, 11, 12 }
A. Maison du garde.
R. Régulateurs.
J. Pavillon de jauge.
V. Ventilateur avec moteur.
B. Arrivée de l'eau brute.

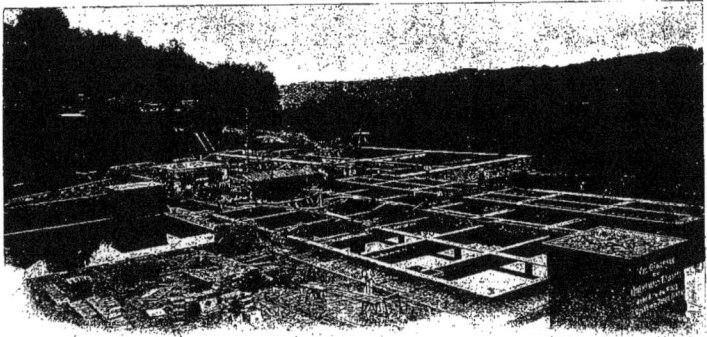

LES FILTRES EN CONSTRUCTION

(*L'installation filtrante entièrement achevée fonctionne normalement depuis le 1er Avril 1910.*)

carrés, calculée pour débiter 3 mètres cubes d'eau par mètre
carré et par 24 heures. Il convient de remarquer que la superficie des dégrossisseurs, préfiltres et filtres va en augmentant
à mesure que diminue la grosseur des matériaux employés
pour la filtration. La vitesse doit donc aller en diminuant
puisque les superficies augmentent et que le même volume
d'eau est débité par chaque organe.

Le tableau ci-dessous indique la superficie et la vitesse
d'écoulement dans chaque bassin :

DÉSIGNATION DES BASSINS	NOMBRE	SURFACE TOTALE LIBRE	VOLUME D'EAU DÉBITÉ PAR SECONDE	VITESSE D'ÉCOULEMENT PAR SECONDE
Dégrossisseur I.....	2	64^{mq}	100^{lit}	0,001 58
Dégrossisseur II.....	2	80	100	0,001 25
Dégrossisseur III.....	2	128	100	0,000 78
Dégrossisseur IV.....	6	300	100	0,000 33
Filtres à sable en fonction normale.....	11	2.915	100	0,000 034

On voit que les vitesses sont généralement lentes et que
celles des filtres est très faible, car l'eau met près de 10 heures
pour traverser la couche filtrante de 1^{m}20 de sable dont ils
sont formés.

Des filtres, l'eau se rend dans un collecteur d'où elle passe
dans un appareil destiné à régulariser le débit des filtres, puis
dans l'ancien pavillon de jaugeage de Guindalos où un carre-
lage en faïence permet d'admirer sa merveilleuse limpidité,
et finalement dans les réservoirs d'alimentation de la Ville.

Le décroûtage des filtres devient nécessaire dès que la
perte de charge atteint 1 mètre. Pour y procéder, on enlève
à la pelle la membrane qui recouvre le filtre, membrane

épaisse de 0.005 environ, formée surtout d'argile et de matières organiques ; en même temps on enlève une couche de sable de même épaisseur qu'on lave et replace après le nettoyage.

Les filtres sont conjugués deux à deux et la remise en eau se fait en remplissant d'abord, par dessous, le filtre décroûté, avec de l'eau filtrée provenant du filtre conjugué. Ensuite on l'alimente avec l'eau dégrossie qui est envoyée à la vidange jusqu'à ce qu'une analyse bactériologique faite au laboratoire du contrôle indique que le filtre peut être remis en service.

Ajoutons que ce laboratoire contrôle en permanence et quotidiennement la valeur bactériologique de l'eau consommée à Pau.

Résultats obtenus. — L'installation filtrante de Guindalos a été mise en service progressivement au fur et à mesure de sa construction, du 1er Novembre 1909 au 8 Mars 1910.

Elle fonctionne normalement depuis le 1er Avril 1910.

Au 1er Septembre 1911, c'est-à-dire 17 mois après sa mise en fonctionnement régulier, on constate la suppression pour ainsi dire complète de la fièvre typhoïde et des maladies d'origine hydrique à Pau. La disparition de ces diverses affections a nettement coïncidé avec la mise en service complet des filtres de Guindalos ; elle a été constatée avec chiffres à l'appui par une très intéressante et consciencieuse enquête de M. le Dr Henri Meunier, directeur du laboratoire de bactériologie.

Les résultats de cette enquête, communiqués à la Société Médicale de Pau, ont été confirmés par l'unanimité des représentants du Corps Médical. Aussi bien dans la clientèle privée qu'à l'Hôpital, les maladies d'origine hydrique et notamment la fièvre typhoïde, sont demeurées à peu près inconnues à Pau depuis le 1er Avril 1910. Pendant les dix-sept mois qui se sont écoulés à partir du moment où l'eau d'alimentation a pu être totalement filtrée, on n'a constaté qu'un seul cas de dothiénentérie, à l'Hôpital.

A l'appui de ces observations d'ordre clinique, il nous paraît intéressant de donner les résultats comparés des analyses bactériologiques de l'eau de la Ville :

A) Moyenne des analyses faites antérieurement à la filtration de 1899 à 1909 par le laboratoire de bactériologie de l'Hôpital... 2.250 germes par centimètre cube.

B) Relevé moyen des colonies d'après le Bulletin d'analyses bactériologiques du laboratoire du contrôle de la Ville depuis le 1er Janvier 1911 (Numération après 48 heures) :

EAU FILTRÉE :

Nombre moyen pendant les mois de :	Janvier	13,1
—	— Février	13,8
—	— Mars	15
—	— Avril	37,8
—	— Mai	18
—	— Juin	4,2
—	— Juillet	2,1
—	— Août	3,44
Moyenne pour les 8 mois		13,68
Coli-bacille	néant	0

Nous tenons à remercier ici tout spécialement M. LARREGAIN, le distingué Directeur des Travaux de la Ville de Pau, qui a bien voulu nous fournir les renseignements les plus complets et les plus précieux sur l'alimentation hydraulique de la Ville et en particulier sur l'installation filtrante de Guindalos et sur son fonctionnement ; nous avons fait d'utiles emprunts à la remarquable notice sur *Les travaux d'assainissement et d'embellissement de la ville de Pau,* qu'il a publiée pour l'Exposition Universelle de 1900. Nous lui devons également la plupart des indications qui nous ont permis de traiter l'importante question des égouts que nous allons maintenant étudier.

CHAPITRE IX

Égouts.

La ville de Pau pratique le tout à l'égout. Une canalisation commune entraîne les eaux résiduales et les eaux pluviales ; l'abondance de l'eau de l'alimentation hydraulique assure un éloignement rapide des matières usées.

La ville agglomérée occupe trois bassins : le bassin du Coudères et du Laherrère au Nord, le bassin du Hédas au Centre, le bassin du Gave et de l'Ousse au Sud.

Un collecteur général reçoit les deux collecteurs secondaires, qui desservent le bassin du Hédas d'une part, le bassin du Coudères et du Laherrère d'autre part. Le collecteur principal présente une hauteur de 3^m55 du radier au plafond, une largeur de 2^m50 à la panse, la banquette mesure 0^m60 de hauteur sur 0^m60 de largeur ; la pente varie de 0^m007 à 0^m010. Après un parcours souterrain de 666 mètres comprenant la totalité de sa longueur, le collecteur général va déboucher, à 500 mètres des habitations les plus rapprochées, dans un canal d'usine qui débite en permanence 6 mètres cubes d'eau et qui se jette lui-même dans le Gave de Pau. La vitesse de l'eau dans le canal et surtout dans le Gave est telle que les impuretés de l'égout y sont désagrégées et oxydées avant d'avoir pu se déposer.

Nous devons ajouter que les populations de la vallée jusqu'à 40 kilomètres en aval n'habitent pas sur les bords de la rivière et ne boivent pas de son eau.

Aux collecteurs secondaires, longs de 1.240 mètres pour le Hédas et de 1.644 mètres pour le Coudères, aboutissent les égouts qui desservent les rues. Ces égouts sont les uns en béton de ciment, les autres en tuyaux de grès vernissés. Les premiers affectent la forme ovoïde, ils sont visitables et présentent une longueur totale de 23.014 mètres. Les autres sont

cylindriques, ils sont réservés aux rues susceptibles de peu
d'extension; leur longueur est de 4.016 mètres. Il faut ajouter
en outre les égouts qui desservent le quartier de la rive gauche
du gave lesquels se composent : d'un égout de forme ovoïde
d'une longueur de 944 mètres, et d'aqueducs dallés ayant une
longueur totale de 1.788 mètres. Tous les égouts ordinaires
sont placés à 3ᵐ20 de profondeur, de manière à recevoir
même les eaux des étages de soubassement et à assurer l'assainissement du sous-sol des maisons.

L'ensemble de la canalisation, constate le Dʳ BARTHÉ, directeur du Bureau d'hygiène de Pau, fonctionne d'une manière
très satisfaisante ; toutes les parties en sont étanches ; la
capacité et les pentes ont été calculées pour satisfaire à l'écoulement d'une averse de 125 litres par seconde et par hectare
de bassin versant, ce qui ne se présente jamais à Pau ; les
parois, et principalement celles du collecteur général, ont été
construites de manière à résister aux vitesses d'affouillement
qu'elles sont exceptionnellement exposées à supporter par
les gros orages. A basses eaux, les matières diluées dans un
minimum de 285 litres d'eau par seconde fournis par les eaux
de l'alimentation hydraulique, des puits et des sources du
plateau sont entraînées avec une grande rapidité ; en outre,
56 appareils de chasse automatique, placés le long des égouts
en grès céramique, fonctionnent six fois en 24 heures en
lançant chaque fois de mille à quinze cents litres d'eau ; ces
chasses rapides qui fonctionnent sous une vitesse d'écoulement de 54 litres par seconde, sont d'une remarquable effica-
cité ; elles constituent le principal moyen de curage pour les
égouts de petite dimension.

La construction du réseau d'égouts a coûté environ
1.943.000 francs.

CANALISATION INTÉRIEURE DES MAISONS. — Chaque propriétaire est tenu de construire dans son immeuble un égout
conduisant les matières fécales, les eaux ménagères et la plus

grande partie possible des eaux pluviales de sa propriété dans l'égout public le plus voisin. En outre, les matières des latrines et des eaux usagées doivent être versées dans cet égout à l'aide de tuyaux en fonte pourvus d'un siphon à occlusion hydraulique placé entre l'égout et l'orifice du cabinet d'aisances le plus rapproché de cet égout ; chaque cabinet d'aisances doit être muni d'un appareil inodore alimenté par des eaux abondantes et doit être mis en communication avec un tuyau d'évent débouchant à l'extérieur à un niveau supérieur à celui des lucarnes les plus élevées du toit. Enfin, une petite cuvette inodore en fonte ou en cuivre doit être également ment placée à chaque pierre d'évier, indépendamment du siphon de la canalisation.

Le bon fonctionnement des appareils d'évacuation des matières et des eaux usées des maisons est vérifié toutes les fois que cela est jugé nécessaire par le Directeur du Bureau Municipal d'Hygiène.

A cet effet, le Service des Travaux procède de la manière suivante :

De l'eau additionnée de Crésyl est projetée dans tous les orifices destinés à l'évacuation des substances insalubres, pour permettre de se rendre compte si les écoulements se font normalement à l'égout collecteur public. Ensuite on place le plus près possible du tuyau de chute un récipient contenant du soufre qu'on met en combustion pendant une durée d'environ 40 minutes ; si dans cet intervalle de temps ni la fumée, ni l'odeur ne deviennent perceptibles, c'est que l'occlusion hermétique et permanente existe et que le retour des gaz de l'égout ne se produit pas. Si, au contraire, la fumée et l'odeur se dégagent, on constate aisément ainsi quels sont les organes en mauvais état et on oblige le propriétaire à les réparer.

CHAPITRE X

Police sanitaire — Hygiène urbaine.

L'intéressant rapport présenté par M. le Dr BARTHÉ, au IIme Congrès de Climatothérapie et d'Hygiène Urbaine sur « les Conditions Hygiéniques de la ville de Pau » et les importants renseignements qui nous ont été fournis par M. le Directeur des Travaux de la Ville vont nous permettre de donner quelques détails utiles à connaître sur la police sanitaire et l'hygiène urbaine de la ville de Pau.

Un règlement sanitaire, remontant à 1904, indique les dispositions que l'on doit prendre pour assurer l'hygiène et la salubrité des maisons et dépendances. Ce règlement est rigoureusement suivi et chaque maison à édifier donne lieu à un permis de construire qui n'est délivré par le Maire que lorsque les services compétents ont reconnu que les prescriptions des règlements sont observées.

Un service de balayage très complet a été organisé et emploie 32 cantonniers auxquels on adjoint 90 balayeurs qui travaillent pendant 2 heures chaque matin ; en outre, un atelier dit de *charité* emploie journellement et d'une manière constante aux travaux de nettoiement des rues et des places publiques 51 hommes et 8 femmes et, lorsque les circonstances l'exigent, tout le personnel est occupé à l'ébouage et à l'enlèvement des boues des chaussées d'empierrement.

L'entretien des chaussées d'empierrement se fait au moyen de rechargements généraux dont la compression est obtenue par le passage d'un rouleau à traction mécanique.

L'arrosage pour combattre la poussière, s'effectue soit à la lance, soit avec des tonneaux mus par les cantonniers, soit par des tonneaux à traction animale. Il est pratiqué au moins deux fois par jour, et s'étend sur environ 800 mètres de longueur sur toutes les voies au-delà de la Ville agglomérée.

Les ordures ménagères, contenues dans des récipients mobiles, sont méthodiquement enlevées tous les matins, en même temps que les boues des rues.

Les dépôts d'immondices, de fumiers, de même que les industries insalubres, dont la présence au centre d'une agglomération pourrait présenter des dangers, ont été soigneusement éloignés des habitations.

L'abattoir a été relégué loin de la ville sur le cours du Gave, en aval, et un service très complet d'inspection des viandes y vérifie les bêtes sur pied et les viandes et les viscères après l'abatage.

Des halles spacieuses et bien aérées ont été construites et sont tenues avec la plus scrupuleuse propreté.

Le cimetière a été reculé de 400 mètres vers le Nord.

Enfin, de larges voies ont été percées, baignées d'air et de lumière ; les chaussées, revêtues de macadam, bordées de trottoirs en bitume ou en carreaux céramiques, sont tenus en parfait état de viabilité. Les maisons, grattées, repeintes ou badigeonnées au moins une fois tous les dix ans, ont un aspect de jeunesse, de prospérité, de gaieté qui réjouit la vue.

CHAPITRE XI

Hygiène médicale — Prophylaxie des maladies contagieuses.

L'hygiène médicale proprement dite est réalisée à Pau, en dehors des formations sanitaires légales telles que le Conseil départemental d'Hygiène et les Commissions sanitaires, par le concours des quatre organismes essentiels propres à la station :

Le Bureau Municipal d'Hygiène ;
Le Pavillon de Désinfection ;
L'Hôpital d'Isolement ;
Le Laboratoire de Bactériologie de l'Hôpital.

1° — Bureau Municipal d'Hygiène.

Le Bureau Municipal d'Hygiène a été institué à Pau en 1885, bien antérieurement à la loi qui en rend la création obligatoire pour les Municipalités ; c'est un des plus anciens de France.

Le Directeur appuie son autorité sur une Commission Municipale d'Hygiène. Il recueille tous les renseignements relatifs aux maladies transmissibles, provoque et dirige les mesures prophylactiques qu'elles nécessitent, signale à l'Autorité les circonstances qui peuvent avoir contribué au développement ou à la propagation de la maladie et constate les causes permanentes d'insalubrité ; il contrôle les opérations du service des mœurs. Enfin, il centralise tous les documents de l'état civil et les collige dans des bulletins de statistique hebdomadaires et mensuels et dans des rapports de fin d'année qui font ressortir les progrès réalisés et ceux qui restent à obtenir.

2° — Pavillon et Service de Désinfection.

Le Pavillon de désinfection est situé à côté de l'Hôpital d'isolement, en dehors de l'agglomération. Il se compose de deux parties distinctes, complètement séparées : l'une pour les objets infectés, l'autre pour les objets désinfectés. Ces deux parties communiquent seulement par l'étuve qui est encastrée dans le mur de séparation. Cette étuve, du système Geneste et Herscher, à vapeur sous pression, a une capacité de deux mètres cubes et demi. Elle est secondée, pour la désinfection à domicile, par deux formolateurs Hoton et par deux pulvérisateurs à levier et à lance. Deux voitures-fourgons hermétiquement closes servent exclusivement l'une au transport des objets infectés, l'autre au retour des objets désinfectés. Le service de la désinfection fonctionne sous la direction et la surveillance du Directeur du Bureau d'Hygiène.

Dès que la déclaration d'un cas contagieux arrive au Bureau d'Hygiène, une instruction détaillée visant les mesures à prendre pour empêcher la propagation de la maladie est envoyée à la famille.

Les désinfections obligatoires fonctionnent régulièrement pour les maladies de la première catégorie désignées par le décret du 10 Février 1903. Les désinfections facultatives deviennent de plus en plus nombreuses et, grâce au perfectionnement de l'outillage employé et à l'abaissement du tarif des désinfections, elles tendent à devenir la règle pour tous les appartements ou villas loués en meublé pour la saison d'hiver. Des certificats de désinfection délivrés par le Bureau d'Hygiène attestent la salubrité de ces logements. La liste de ces certificats est régulièrement publiée dans le *Bulletin de la Société Médicale de Pau ;* cette publicité encourage les propriétaires et loueurs à recourir à la désinfection après le départ de leurs locataires.

(*)

3° — Hôpital d'Isolement.

L'hôpital d'isolement comprend un rez-de-chaussée surélevé sur des piliers en maçonnerie de 0ᵐ 80 de hauteur. Il est divisé en dix chambres rendues indépendantes par un couloir qui facilite la surveillance. Chaque chambre, bien aérée et chauffée, peut recevoir un ou deux lits ; les malades y sont absolument isolés. Les cloisons de distribution intérieure sont entièrement vitrées au-dessus de 1ᵐ 10 de hauteur, le revêtement des murs et des parquets est imperméable et le mobilier, par sa composition et sa simplicité, rend facile l'application des mesures d'une désinfection rigoureuse.

En cas d'épidémie grave, deux grandes tentes Tollet qui contiendraient encore vingt malades, pourraient être installées sur deux plateformes bitumées préparées à cet effet dans le jardin.

4° — Laboratoire de Bactériologie.

Un laboratoire de bactériologie, véritable modèle du genre, et prêt à répondre à toutes les exigences de cette science et de ses progrès les plus récents, a été construit en 1898 dans les jardins de l'Hôpital dont il est du reste indépendant. Dû à la généreuse initiative de M. le. Dʳ VALERY MEUNIER, ce laboratoire est dirigé avec une compétence toute spéciale par le Dʳ HENRI MEUNIER qui y a annexé l'Observatoire Météorologique dont nous avons eu plusieurs fois l'occasion de reproduire les observations dans la première partie de ce travail.

Autres mesures d'hygiène.

Nous devons signaler enfin, pour être complet, l'organisation d'un service régulier de vaccination gratuite qui fonctionne une fois par semaine dans une des salles de la Nouvelle-Halle, la surveillance et l'inspection des viandes et des denrées alimentaires par les vétérinaires municipaux, la création d'établissements de Bains-Douches à bon marché dans les quartiers populeux de la ville et la fondation toute récente de Sociétés s'occupant de la construction d'Habitations ouvrières salubres et de Jardins Ouvriers.

Morbidité et Mortalité.

Nous n'avons pas à revenir ici sur la morbidité et la mortalité de la ville de Pau, nous en avons longuement parlé en étudiant l'influence du climat sur les diverses maladies observées dans notre ville.

Le Dr BARTHÉ, directeur du Bureau Municipal d'Hygiène, a pu établir que l'état sanitaire de la ville de Pau est en voie d'amélioration continue depuis 1855. Non seulement la mortalité diminue progressivement, mais encore les décès se produisent chez des gens de plus en plus âgés.

Nous avons relaté d'autre part les résultats si favorables obtenus par la filtration des eaux potables au point de vue des maladies d'origine hydrique. M. ALFRED DE LASSENCE, maire de Pau, dans son dernier rapport administratif sur l'exercice 1910, présenté au Conseil Municipal dans sa séance du 27 Juin 1911, a pu écrire :

« Toutes les maladies épidémiques ont rétrogradé, épargnant l'existence de 15 personnes sur les moyennes précédentes. La tuberculose elle-même a fléchi, la tuberculose des poumons à elle seule indiquant une diminution de décès de 17 unités. »

Cette amélioration d'un état sanitaire déjà satisfaisant est confirmée par l'examen de la mortalité de la dernière période décennale qui est nettement en décroissance par rapport aux périodes précédentes ; elle est due en grande partie à l'observation de plus en plus rigoureuse des prescriptions sanitaires, à la vigilance du Bureau d'Hygiène et des pouvoirs publics, au souci toujours plus marqué chez nos concitoyens d'améliorer sans cesse, par tous les moyens possibles, des conditions hygiéniques qui, depuis de longues années déjà, font de notre Ville une station modèle.

CHAPITRE XII

Parcs — Squares — Jardins et Promenades.

Les *Parcs, Squares* et *Jardins,* compris dans la partie agglomérée de la ville de Pau sont au nombre de huit, indépendamment des places publiques et du boulevard des Pyrénées. Ils occupent une surface totale de 38 hectares 9 ares et comprennent :

Le Parc National, vaste et longue promenade de 18 hectares 13 ares, situé au Sud-Ouest de la ville sur un long mamelon qui domine de 32 mètres la vallée du Gave. La longueur du mamelon est de 1.200 mètres environ et sa largeur moyenne de 100 mètres. Avec ses chênes séculaires et ses magnifiques hêtres, le Parc forme une forêt ombreuse dont les allées sont fort utiles aux malades et aux convalescents.

Les allées supérieures qui suivent la crête sont surtout utilisées l'hiver ; les allées inférieures qui longent au Nord le flanc du coteau sont plus appréciées pendant les fortes chaleurs de l'été.

La Basse-Plante qui précède le Parc National est constituée par une surface ombragée de 1 hectare et demi où se trouvent à merveille les enfants et les promeneurs qui redoutent la marche.

A l'Est, *le Jardin public* ou *Parc Beaumont* s'étend, à l'autre extrémité du boulevard des Pyrénées, sur une superficie de 11 hectares et demi. Les malades y trouvent à peu près toutes les expositions et peuvent, en toute saison, y rencontrer le coin qui conviendra le mieux à leur état ou à leur tempérament, comme ensoleillement, comme ombrage, comme température et comme sécurité au point de vue du calme atmosphérique.

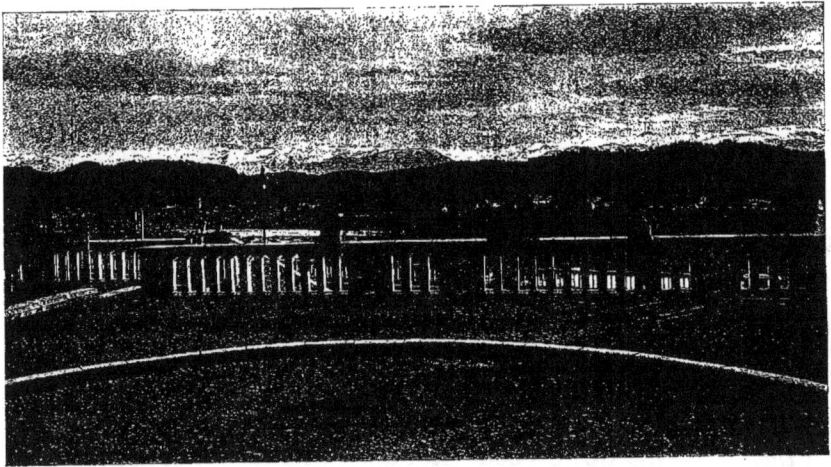

UNE DES TERRASSES DU BOULEVARD DES PYRÉNÉES

AU PREMIER PLAN, LE GAVE ET SA VALLÉE ; PLUS LOIN, LES COTEAUX DE GELOS ET DE JURANÇON ;
DANS LE FOND, LES PYRÉNÉES.

Le Palais d'hiver avec son Casino, son coquet théâtre, son magnifique palmarium et sa belle galerie circulaire couverte est un puissant attrait pour cette belle promenade.

Le Square Saint-Martin constitue pour les malades un refuge tranquille, bien abrité, de 50 ares de superficie.

Le Boulevard des Pyrénées et la Place Royale, surplombant la pittoresque et verdoyante vallée du Gave forment, au Midi, le magnifique couronnement du plateau sur lequel est bâtie la ville de Pau. De multiples arcades et des contreforts égayés par une végétation exotique et luxuriante soutiennent cette belle promenade que bordent de splendides hôtels et d'élégantes villas. Le Boulevard s'étend du Parc Beaumont, à l'Est, au Château National, à l'Ouest, en suivant toujours le bord du plateau sur une longueur totale de plus d'un kilomètre.

Il est parcouru d'un bout à l'autre par une voie carrossable de 7^m 50 de largeur, flanquée de chaque côté par de larges trottoirs. Sa largeur varie de 14 mètres dans sa partie la plus étroite, à 24 mètres dans son parcours le plus spacieux. Ses contours sont gracieux, la courbe la plus prononcée n'a guère que 500 mètres de rayon.

Ce boulevard constitue une longue et spacieuse cure d'air qui déroule en plein Midi la série ininterrompue de ses terrasses ; c'est une ressource inappréciable et peut-être unique au point de vue de l'application pratique de la climatothérapie. Touristes et malades y admirent le spectacle prestigieux qui a fait dire à LAMARTINE : « *Pau est la plus belle vue de terre, comme Naples est la plus belle vue de mer.* »

Au premier plan, après le Gave et sa vallée, les verts coteaux de Jurançon, de Gelos et de Bizanos ; plus loin, un immense arc de cercle de 100 kilomètres d'étendue sur une profondeur de 50 à 80 kilomètres, dans lequel, du Pic d'Anie au Pic d'Ossau et au Pic du Midi de Bigorre, les Pyrénées élèvent vers le ciel leurs cimes altières, éclatantes de blancheur en hiver, parées en été des teintes les plus riches et les plus variées, imposantes toujours et sans cesse changeantes, suivant l'heure, le temps et la saison.

C'est ce paysage admirable qui a inspiré à Taine ces lignes enthousiastes :

« Le cœur se dilate dans cet immense espace, l'air n'est qu'une fête, les yeux éblouis se ferment sous la clarté qui les inonde et qui ruisselle, renvoyée par le dôme ardent du soleil. Le courant de la rivière scintille comme une ceinture de pierreries, les chaînes de collines, hier voilées et humides, s'allongent à plaisir sous les rayons pénétrants qui les échauffent et montent d'étage en étage pour étaler leur robe verte au soleil. Dans le lointain, les Pyrénées bleuâtres…. Elles sont la bordure d'un paysage riant et d'un ciel magnifique. Rien d'imposant ni de sévère ; la beauté, ici, est sereine et le plaisir est pur. »

Au-dessous du boulevard, zigzaguent les gracieux *lacets qui descendent vers la gare.* Ils occupent une surface de 2 hectares 75 ares plantés de palmiers, de mimosas et d'eucalyptus.

Plus bas encore, au niveau de la partie basse de la ville, le *Parc de la Gare,* avec le vélodrome, forme une agréable promenade recherchée surtout par les amateurs de jeux de plein air. Il a 11 hectares et demi d'étendue.

Le Square du Palais de Justice et *le Square de la place Duplàa* forment, plus au centre de la cité, d'agréables jardins, précieux pour les enfants, les malades et les promeneurs qui habitent la partie Nord de la ville.

Les arbres sont nombreux sur les places et boulevards de Pau puisqu'en dehors des parcs, jardins ou squares, on en compte près de 2.400 dans la Ville pour un développement de rues de 27.900 mètres (Cadart, *Notice générale sur la ville de Pau* — Exposition de 1900).

Au Nord, à l'Ouest et au Nord-Est de la Ville s'étendent les quartiers de Trespoey, de Billère et du Hameau, peuplés de villas.

Vers le Sud, de l'autre côté du Gave, les coteaux de Bizanos, de Gelos et de Jurançon, sillonnés de belles routes accessibles aux voitures, permettent des promenades charmantes et variées.

Sur leurs flancs et le long de leurs crêtes s'élèvent, dans des sites admirables, de somptueux châteaux, de confortables villas, d'élégants cottages où peuvent se loger, dans des conditions parfaites d'hygiène et de pureté atmosphérique, les familles qui ne redoutent pas l'isolement de la campagne et qui ne craignent pas d'habiter assez loin de la ville.

Tous les environs de Pau sont, à juste titre, réputés pour la variété et la beauté des promenades qu'ils offrent aux touristes et aux malades ; les routes sont bien entretenues et, en général, bien abritées et bien exposées.

Enfin, la montagne avec ses beautés grandioses, les stations thermales des Pyrénées avec leurs ressources hydrologiques, l'Océan avec ses belles plages permettent, par leur proximité, par la rapidité et le confortable des moyens de communication, de nombreuses et magnifiques excursions.

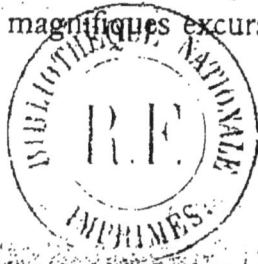

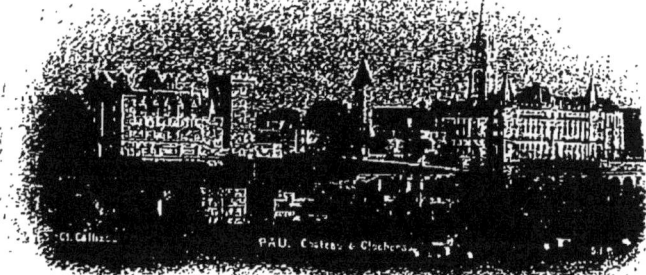

PAU. Château & Clochers.

TABLE DES MATIÈRES

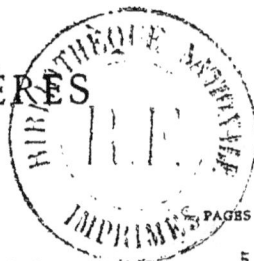

———✳———

TABLEAUX

GRAVURES

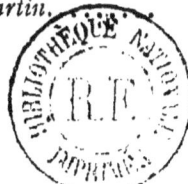

PAU - IMPRIMERIE-STÉRÉOTYPIE GARET, RUE DES CORDELIERS, 11

J. EMPÉRAUGER, IMPRIMEUR.